Ressourcen erkennen und fördern bei Persönlichkeitsstörungen

Praxis der Psychotherapie von Persönlichkeitsstörungen
Band 12

Ressourcen erkennen und fördern bei Persönlichkeitsstörungen

Prof. Dr. Rainer Sachse

Die Reihe wird herausgegeben von:

Prof. Dr. Rainer Sachse, Prof. Dr. Philipp Hammelstein, PD Dr. Thomas Langens

Rainer Sachse

Ressourcen erkennen und fördern bei Persönlichkeitsstörungen

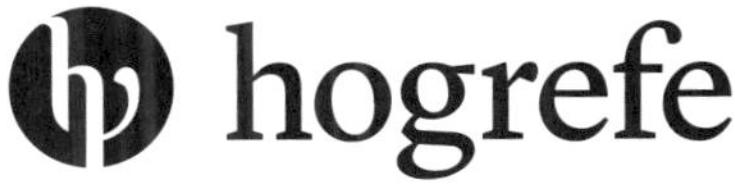

Prof. Dr. Rainer Sachse, geb. 1948. 1969–1978 Studium der Psychologie an der Ruhr-Universität Bochum. Ab 1980 Wissenschaftlicher Mitarbeiter an der Ruhr-Universität Bochum. 1985 Promotion. 1991 Habilitation. Privatdozent an der Ruhr-Universität Bochum. Seit 1998 außerplanmäßiger Professor. Leiter des Institutes für Psychologische Psychotherapie (IPP), Bochum. Arbeitsschwerpunkte: Persönlichkeitsstörungen, Klärungsorientierte Psychotherapie, Verhaltenstherapie.

Bibliografische Information der Deutschen Nationalbibliothek
Die Deutsche Nationalbibliothek verzeichnet diese Publikation in der Deutschen Nationalbibliografie; detaillierte bibliografische Daten sind im Internet über http://dnb.dnb.de abrufbar.

Hogrefe Verlag GmbH & Co. KG
Merkelstraße 3
37085 Göttingen
Deutschland
Tel. +49 551 999 50 0
Fax +49 551 999 50 111
info@hogrefe.de
www.hogrefe.de

Umschlagabbildung: © iStock.com by Getty Images / NickyLloyd
Satz: Sabine Rosenfeldt, Hogrefe Verlag GmbH & Co. KG, Göttingen
Druck: mediaprint solutions GmbH, Paderborn
Printed in Germany
Auf säurefreiem Papier gedruckt

1. Auflage 2022

(E-Book-ISBN [PDF] 978-3-8409-3155-0; E-Book-ISBN [EPUB] 978-3-8444-3155-1)
ISBN 978-3-8017-3155-7
https://doi.org/10.1026/03155-000

Inhaltsverzeichnis

1 Einleitung

1.1 Persönlichkeitsstörungen und Ressourcen

Betrachtet man die psychologischen Komponenten von Persönlichkeitsstörungen (PD für „personality disorder"), dann wird schnell klar, dass die meisten Klienten[a] durch viele ihrer psychologischen „Strukturen" (massive) Kosten verursachen, dass sie andererseits aber auch über viele Ressourcen verfügen. Es wird jedoch genauso schnell klar, dass sie diese nicht gut einsetzen, ungünstig verwenden oder dass andere Komponenten der Störung das Erkennen oder Nutzen von Ressourcen systematisch verhindern.[1, b]

Das hohe Ausmaß an Ressourcen, die man erkennen kann, macht jedoch deutlich,
- dass eine PD keineswegs nur problematische Komponenten und Handlungen impliziert,
- dass eine PD vielmehr viele (potenziell) positive Aspekte enthält,
- dass die Struktur der Störung die Ressourcen jedoch blockiert,
- dass dadurch durch ungünstiges Handeln deutlich mehr Kosten als Gewinne erzeugt werden.

Erkennt man dies, macht es therapeutisch sehr viel Sinn, darüber nachzudenken, wie diese Ressourcen nutzbar gemacht werden können bzw. wie die Blockaden, die eine solche Nutzung verhindern, abgebaut werden können. Genau darum soll es in diesem Buch gehen: Um die Frage, welche Ressourcen Personen mit PD im Allgemeinen und mit spezifischen Persönlichkeitsstörungen im Besonderen aufweisen, wie man diese Ressourcen deutlich machen kann, wie man sie nutzbar macht und vor allem wie man die Blockaden abbaut, die einer Nutzung von Ressourcen entgegenstehen.

---

a Zugunsten einer besseren Lesbarkeit wird im Text in der Regel das generische Maskulinum verwendet. Diese Formulierungen umfassen gleichermaßen alle Geschlechter (m/w/d). Die verkürzte Sprachform hat ausschließlich redaktionelle Gründe. Wenn möglich, wurde eine geschlechtsneutrale Formulierung gewählt.

b Hochgestellte Zahlen verweisen auf weiterführende Literaturangaben in den Endnoten auf Seite 132.

1.2 Ressourcen und Ressourcen-Aktivierung

An dieser Stelle wird kurz darauf eingegangen, was Ressourcen sind, warum Ressourcen wesentlich sind, wie man im Therapieprozess „Ressourcen aktiviert" und wie man Blockaden bearbeitet.

Über das Thema Ressourcen und Ressourcen-Aktivierung existiert eine umfangreiche Literatur[2], die hier nicht referiert werden soll: Ich möchte hier vor allem auf *die* Aspekte eingehen, die für den Bereich Persönlichkeitsstörungen relevant sind.

> *Ressourcen von Klienten sind alle Aspekte der Person, die sich positiv auswirken können auf Lebensbewältigung, Problemlösung, die Lösung von Konflikten, interaktionelle Krisen o.Ä.* und die sich damit auch positiv auswirken können auf die Bearbeitung *therapeutischer* Probleme und zu deren Lösung beitragen können. Dabei möchte ich mich explizit nur mit Ressourcenaspekten *der Person* befassen, nicht mit potenziellen „Umweltressourcen" wie Freunde, Kontakte, Unterstützungssysteme o.Ä.
>
> Ob ein psychischer Faktor als eine Ressource fungieren kann, hängt immer auch vom *Kontext* ab: In bestimmten Kontexten kann er vorteilhaft sein, in anderen ist er es nicht. Daher kann eine Ressource nie „kontextfrei" definiert werden.
>
> Ressourcen sollen in einer Psychotherapie spezifisch aktiviert werden, wobei bestimmte Arten von Ressourcen besonders gut und durch spezifische therapeutische Maßnahmen aktiviert werden können (Grawe & Grawe-Gerber, 1999).

Die Liste möglicher Ressourcen ist lang: Im Prinzip können *bei entsprechender Anwendung* sehr viele psychologische Aspekte als Ressourcen fungieren.

Ressourcen, die in vielen Kontexten eine wesentliche Rolle spielen können, sind z.B.:

- *Allgemeine Handlungskompetenzen:* Das Vorliegen von Handlungsstrategien, die komplex und flexibel sind, von Kompetenzen in der Lösung von Problemen, in der Entwicklung von Lösungsstrategien, Kreativität u.a.
- *Spezifische Handlungskompetenzen:* Berufliche Fähigkeiten, spezifische Kenntnisse, Fertigkeiten zur Lösung spezifischer Aufgaben usw.
- *Allgemeine soziale Kompetenzen:* Soziale Handlungskompetenzen, Fähigkeiten zur Beziehungsgestaltung, zur Konfliktbewältigung, zum Durchsetzen eigener Interessen usw.
- *Spezifische soziale Kompetenzen:* Fähigkeit, sich selbst positiv darzustellen, Interaktionspartner zu beeinflussen, interaktionelle Ziele durchzusetzen, komplementär zu handeln usw.
- *Allgemeine Verarbeitungskompetenzen:* Fähigkeiten, Situationen zu analysieren, valide Realitätsmodelle aufzustellen, Realitätsmodelle zu testen und anzupassen, Schlussfolgerungen zu ziehen, schnell relevante Aspekte zu erkennen usw.
- *Soziale Verarbeitungskompetenzen:* Empathie im kognitiven und emotionalen Sinn, Fähigkeit, Interaktionspartner einzuschätzen, ihre Ziele, Motive, Empfindlichkeiten wahrzunehmen, soziale Konsequenzen zu antizipieren usw.
- *Motivationale Kompetenzen:* Hohe Motivation, Ziele zu erreichen, hohe Anstrengungsbereitschaft.

- *Volitionale Kompetenzen:* Fähigkeit, Intentionen abzuschirmen, Ziele stringent zu verfolgen, sich Herausforderungen zu stellen u. a.
- *Zugang zu impliziten Motiven:* Die Person hat eine valide Repräsentation impliziter Motive und/oder aktuellen Zugang dazu, sodass sie durch ihre Handlungen diese befriedigen und einen Zustand von Zufriedenheit erreichen kann.
- *Stress-Kompetenzen:* Fähigkeit, eigene Belastungsgrenzen einzuschätzen und einzuhalten, abschotten und entspannen können, Belastungen aushalten können, mit Ambiguität umgehen können usw.
- *Funktionale Schemata:* Gute Selbstwerteinschätzung, hohe Selbst-Effizienz-Erwartung, positive Einstellung zu Interaktionspartnern, realistisches Vertrauen in Interaktionspartner o. Ä.
- *Entscheidungskompetenzen:* Hohe (aber nicht zu hohe) Handlungsorientierung, Fähigkeit, schnell entscheiden zu können, vertretbare Risiken einzugehen (vgl. Sachse, 2020a).

Alle diese Fähigkeiten tragen dazu bei, dass eine Person so handeln kann, dass sie ihre Lebensqualität erhöht, Probleme effektiv löst, erfolgreich ist, Ziele effektiv erreicht und einen Zustand von Zufriedenheit schaffen kann (Flückiger & Kosfelder, 2010; Grawe & Grawe-Gerber, 1999).

> In der Therapie mit einer konkreten Person muss aber erst im Detail eruiert werden, welche der möglichen Ressourcen sie tatsächlich aufweist und welche sie sinnvoll wie und in welchem Kontext einsetzen kann.

Dies lässt sich, wie bei Schemata und Zielen, zu Therapiebeginn nur begrenzt durch Explorationen oder Fragebögen herausfinden, und muss im Therapieprozess erst erarbeitet werden. Denn *was* eine Ressource ist und ob bzw. wie sie eingesetzt werden kann, hängt vom *Kontext* ab und kann daher erst nach genauer Analyse des Problems, der Kosten, des Kontextes u. a. entschieden werden.

Zur Aktivierung von Ressourcen im Therapieprozess gibt es viele therapeutische Strategien: Diese sollen hier nicht im Einzelnen dargestellt werden, sondern sie werden im weiteren Text bei den einzelnen Störungen dargestellt (vgl. hier Flückiger & Kosfelder, 2010).

Ich möchte mich hier vor allem mit *variablen* Ressourcen-Faktoren befassen, also solchen, die man im Therapieprozess fördern oder durch Therapie „freisetzen" kann.

> Wie wir sehen werden, bestehen bei Persönlichkeitsstörungen im Hinblick auf Ressourcen zwei Besonderheiten:
> 1. Personen mit PD weisen *spezifische Arten von Ressourcen* auf, die identifiziert und die in den therapeutischen Fokus genommen werden müssen.
> 2. Es ist in der Therapie von Persönlichkeitsstörungen nicht einfach möglich, „Ressourcen zu aktivieren", denn die Ressourcen sind nicht „deaktiviert", sondern sie werden meist durch andere psychische Komponenten der Persönlichkeitsstörung systematisch *gehemmt oder „blockiert"* oder die potenziellen Ressourcen-Faktoren werden

im System der Persönlichkeitsstörung ungünstig eingesetzt oder so realisiert, dass sie gar nicht wie Ressourcen wirken können.

Bei Persönlichkeitsstörungen reicht es deshalb nicht, Ressourcen „zu aktivieren“, vielmehr ist es erforderlich, *das ganze System der Störung so zu beeinflussen, dass Ressourcen konstruktiv eingesetzt werden können.*

Um das genauer zu verstehen, ist es erforderlich, sich mit der Theorie der Persönlichkeitsstörung auseinanderzusetzen: Dadurch wird klar, warum potenzielle Ressourcen gar nicht als Ressourcen wirken, und es wird klar, was man therapeutisch tun muss, um sie „freizusetzen“.

Teil 1:

Theoretische Grundlagen

2 Das Modell der Doppelten Handlungsregulation

Um Persönlichkeitsstörungen psychologisch zu verstehen und um abzuleiten, welche Aspekte in der Regel problematisch sind und welche Aspekte als potenzielle Ressourcen infrage kommen, soll hier ein „psychologisches Funktionsmodell" der Persönlichkeitsstörungen, das Modell der Doppelten Handlungsregulation, dargestellt werden (Sachse, 2019a, 2019b).

2.1 Das Modell

2.1.1 Überblick

Das Modell der doppelten Handlungsregulation wurde von Sachse (1997, 1999) entwickelt; es ist ein *Modell für das allgemeine psychische „Funktionieren" von Persönlichkeitsstörungen,* darüber, welche psychologischen Komponenten wie zusammenwirken, um das für Personen mit Persönlichkeitsstörungen „typische" Denken, Fühlen und Handeln zu erklären.

Das Modell der doppelten Handlungsregulation ist ein *allgemeines* Modell, das *prinzipielle* Funktionszusammenhänge darstellt; die einzelnen Komponenten des Modells müssen dann noch für jede einzelne Störung spezifiziert werden, was Sachse (2001, 2006a, 2019a, 2019b) für die acht „reinen" Persönlichkeitsstörungen vorgenommen hat. „Reine Persönlichkeitsstörungen" sind solche, die sich vollständig durch psychologische Prozesse beschreiben lassen und vollständig durch psychotherapeutische Methoden therapieren lassen.

Diese reinen Persönlichkeitsstörungen sind: Histrionische, narzisstische, dependente, selbstunsichere, schizoide, passiv-aggressive, paranoide und zwanghafte Persönlichkeitsstörung.

Alle sogenannten „reinen" Persönlichkeitsstörungen weisen *prinzipiell* das gleiche Schema auf. Die Variablen dieses Schemas charakterisieren ein bestimmtes „psychisches Funktionieren" als Persönlichkeitsstörung.

Jede einzelne Persönlichkeitsstörung weist auch darüber hinaus *spezifische* zentrale Beziehungsmotive, *spezifische* dysfunktionale Schemata, *spezifische* kompensatorische Schemata usw. auf, die damit auch die jeweilige Störung kennzeichnen und definieren. Damit wird eine Forderung von Livesley erfüllt, nach der eine Theorie der PD sowohl eine allgemeine Theorie-Komponente als auch störungsspezifische Aspekte enthalten sollte (vgl. Livesley & Jackson, 1992; Livesley & Jang, 2005).

Das Modell geht davon aus, dass „Persönlichkeitsstörungen" im Kern Beziehungs- oder Interaktionsstörungen sind, *die sich zentral durch problematisches Beziehungsverhalten auszeichnen* (vgl. Benjamin, 1987, 1993, 1996; Fiedler, 1998, 2000): Die Personen mit diesen Störungen realisieren ein Interaktionsverhalten, das dazu dienen soll, Beziehungsziele zu erreichen, was jedoch langfristig dazu führt, dass die Personen gerade das Erreichen zentraler Beziehungsziele verfehlen. PD sind, psychologisch gesehen, hoch komplexe Störungen, die viele Variablen und Wechselwirkungen enthalten. Damit kann man PD als ein komplexes System von Variablen auffassen, das dynamisch funktioniert (und nicht als eine „statische Struktur" von Variablen). Dennoch kann man eine PD „im Kern" als Beziehungsstörung auffassen, vor allem, da sie insbesondere Kosten im Bereich von Beziehungen erzeugt.

Das Modell umfasst drei Ebenen: Die Ebene der Beziehungsmotive oder der „authentischen Handlungsregulation", die Ebene dysfunktionaler Schemata und die Ebene der „manipulativen Handlungsregulation", auch „Spielebene" genannt (vgl. Abbildung 1).

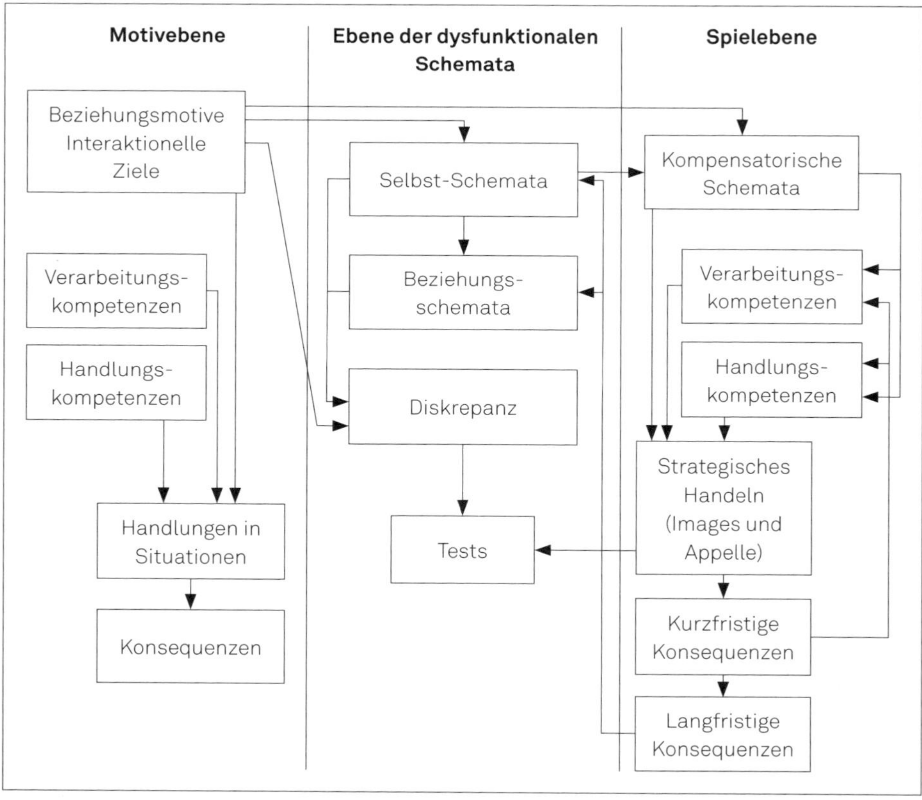

Abbildung 1: Das Modell der doppelten Handlungsregulation

2.1.2 Die Motiv-Ebene

2.1.2.1 Die Beziehungsmotive

Das Modell geht davon aus, dass eine Person schon im Kindes- und Jugendalter eine Reihe von *zentralen Beziehungsmotiven* aufweist, wie das Motiv nach Anerkennung, Wichtigkeit, Verlässlichkeit, Solidarität, Autonomie und Grenzen/Territorialität (ausführlich dazu siehe Sachse, 1999, 2003, 2004a, 2006b, 2016b; Langens, 2009; Sachse, Breil & Fasbender, 2009; Sachse, Fasbender & Breil, 2009). Dabei bilden *Motive eine Hierarchie,* d.h. für eine bestimmte Person ist *ein* Motiv zentral (hoch in der Hierarchie), weitere noch wichtig und andere sind relativ unwichtig (welche Beziehungsmotive jeweils zentral sind, kennzeichnet auch eine spezifische PD). „Hoch in der Hierarchie" bedeutet, dass das Motiv zentral bedeutsam ist und dadurch primären Zugang zur Exekutive erhält, also das Handeln der Person in hohem Maße bestimmt. Dabei kann man sechs Beziehungsmotive unterscheiden: Anerkennung, Wichtigkeit, Solidarität, Verlässlichkeit, Autonomie und Grenzen/Territorialität.

Das Motiv nach *Anerkennung* impliziert das Bedürfnis, von anderen Personen *positive Rückmeldungen über die eigene Person zu erhalten.* Es ist das Bedürfnis danach, dass

- eine andere Person,
- deren Meinung/Bewertung für mich von Bedeutung ist,
- etwas über mich als Person aussagt,
- das positiv ist, das ich als Bestätigung, Kompliment, positives Feedback auffassen kann.

Anerkennung bedeutet also, dass eine Person etwas über *mich* sagt, nicht über sich und auch nichts über ihre Beziehung zu mir, sondern etwas über meine Person: Etwas darüber, was ich bin, wie ich bin, was ich kann, welche Eigenschaften ich besitze, welche Fähigkeiten usw. Und: Anerkennung bedeutet, dass diese Aussagen positiv sind und von mir positiv aufgefasst werden können.

Das Motiv *Wichtigkeit* impliziert das Bedürfnis, *im Leben einer anderen Person eine bedeutende Rolle zu spielen,* Signale zu erhalten, die besagen, für eine andere Person eine Bereicherung zu sein. Wichtigkeit bedeutet, dass man *für eine andere Person bedeutsam ist,* dass die andere Person Wert auf Kontakt legt, Wert auf Beziehung u.a.

Wichtigkeit bedeutet somit *nicht* wie Anerkennung, dass man (nur) eine Information über die eigene Person erhält („Du bist toll."), sondern dass man eine Information über die *Beziehung* erhält, die die andere Person zu einem selbst hat: Man braucht Rückmeldungen wie „ich brauche Dich", „Du bist eine Bereicherung für mein Leben" o.Ä. Wichtigkeit bedeutet also, dass man nicht nur positive Eigenschaften *hat,* sondern dass eine andere Person diese Eigenschaften *braucht,* dass man *für eine andere Person einen Wert hat.*

Das Motiv *Verlässlichkeit* oder nach verlässlicher Beziehung ist das Bedürfnis, Signale zu erhalten, *dass eine Beziehung beständig, andauernd und berechenbar ist.* Es sind Signale, die bedeuten:

- „Ich bleibe bei Dir."
- „Darauf kannst Du Dich verlassen."

Es sind außerdem Signale, die zeigen,
- dass eine Beziehung *belastbar* ist: Es gibt Krisen, aber diese stellen die Beziehung nicht infrage;
- dass eine Beziehung Streit verkraftet: Man kann streiten, Konflikte haben, sich auseinandersetzen, aber die Beziehung wird dennoch nicht infrage gestellt.

Das Motiv *Solidarität* oder nach solidarischer Beziehung ist ein Bedürfnis danach, *Hilfe und Unterstützung zu bekommen, wenn man sie benötigt.* Es ist das Bedürfnis,
- dass sich jemand um einen kümmert, wenn man krank ist;
- dass man Hilfe bekommt, wenn man in Schwierigkeiten ist;
- dass man Beistand bekommt, wenn man bedroht wird;
- dass man Schutz bekommt, wenn man angegriffen wird;
- dass man sich in all diesen Aspekten auf die Hilfe eines Partners verlassen kann.

Das Motiv nach *Autonomie* ist das Bedürfnis (auch *in* Beziehungen) noch als eigenständige Person existieren zu können und zu dürfen, eigene Entscheidungen treffen zu können und zu dürfen und eigene Lebensbereiche haben zu können und zu dürfen. Autonomie bedeutet in Beziehungen z.B.
- Bereiche zu haben, die man selbst verwalten darf und in denen man selbst bestimmen darf;
- selbst Entscheidungen über bestimmte Bereiche treffen zu können, z.B. darüber, was man anziehen will, wie man sein Zimmer einrichtet u.a.;
- selbst zu entscheiden, welche Freunde man hat und zu wem man Kontakt unterhält;
- selbst zu entscheiden, wie man Teile seiner Freizeit verbringen will usw.

Das Motiv nach sicheren *Grenzen* ist das Bedürfnis, *ein eigenes Territorium zu definieren, das sichere Grenzen hat und man selbst bestimmen kann, wer dieses Territorium betreten darf und wer nicht!* Es ist das Bedürfnis, einen *eigenen Bereich* zu definieren, der nur einem selbst gehört, in dem man zu sagen hat, den man durchaus auch mit andere teilen kann, aber nur dann, wenn man das auch will. Es ist auch das Bedürfnis, dass andere Personen diese Grenzen wahrnehmen und respektieren und diese Grenzen nicht ohne Genehmigung überschreiten.

Diese Motive sind bei einer Person auf der Ebene *„interaktioneller Ziele"* konkretisiert bzw. „operationalisiert" in konkrete, situationsbezogene Ziele. So ist z.B. das Motiv „Wichtigkeit" operationalisiert in Ziele wie:
- Ich möchte von anderen Aufmerksamkeit.
- Ich möchte von anderen wahrgenommen werden.
- Ich möchte von anderen ernst genommen werden.
- Ich möchte von anderen respektiert werden.
- Ich möchte von anderen gesehen werden.
- Ich möchte von anderen Signale der „Zugehörigkeit" u.a.

Die Person richtet nun ihr Handeln, insbesondere ihr *interaktionelles Handeln* danach aus, die *zentralen Motive* bzw. die daraus abgeleiteten interaktionellen Ziele zu befriedigen oder, genauer gesagt: *von anderen befriedigt zu bekommen* (denn es sind „Beziehungsmotive" und die können nur durch andere Personen befriedigt werden!). Dazu nutzt die Person beim Handeln Verarbeitungs- und Handlungskompetenzen und, je nachdem, wie effektiv sie handelt, erfährt sie positive Konsequenzen (andere verhalten sich motiv-komplementär=motiv-befriedigend) oder negative Konsequenzen (andere verhalten sich nicht motiv-komplementär oder sogar motiv-verletzend).

Diese Ebene heißt *Ebene der authentischen Handlungsregulation,* weil auf dieser Ebene die Person meist so handelt, dass ihre interaktionellen Ziele dem Interaktionspartner *transparent* werden oder werden können, der Interaktionspartner also weiß (oder rekonstruieren kann), was für Ziele die Person hat, Effekte antizipieren kann und damit weiß, worauf er sich einlässt. Oftmals ist eine Befriedigung von Motiven auch nur dann zu erreichen, wenn dem Interaktionspartner die Intentionen der Person klar werden.

Werden Beziehungsmotive bzw. interaktionelle Ziele durch komplementäres (d.h. bedürfnisbefriedigendes) Handeln von Interaktionspartnern befriedigt, dann stellt sich ein Gefühl von Zufriedenheit ein (Brunstein, 1993; Brunstein et al., 1995). Werden Motive über längere Zeit konsistent befriedigt, *nimmt ihre Relevanz in der Regel ab:* Sie sinken in der Motivhierarchie ab, andere Motive werden wichtiger und übernehmen die „Exekutive" in stärkerem Maße (Kuhl, 1983, 2001).

Werden zentrale Motive dagegen über lange Zeit frustriert, dann bleiben sie hoch in der Hierarchie bzw. sie steigen sogar in der Hierarchie auf (Kuhl, 1983, 2001): *Je massiver sie frustriert werden, desto wichtiger werden sie!* Und wenn sie zentral wichtig bleiben, dann dominieren sie die Exekutive sehr lange, *was bedeuten kann, dass andere Motive nicht mehr ausreichend befriedigt werden können.* Und dies wiederum hat die Folge, dass ein Zustand von mehr oder weniger großer Unzufriedenheit entsteht. Ein Zustand hoher Unzufriedenheit ist typisch für alle Persönlichkeitsstörungen.

Wir (Sachse, 2019a) gehen davon aus, *dass Motive einer Person nicht problematisch sind:* Handelt eine Person nach Motiven, dann handelt sie selbstregulativ (Sachse, 2020a), d.h. sie überfordert sich nicht; da sich aus Motiven intrinsische Ziele ableiten, führt das darauf basierende Handeln auch zu Zuständen von Zufriedenheit.[3]

Daher lassen sich Beziehungsmotive durchaus als Ressourcen betrachten: Die Motive führen zu Zielen, die Handeln steuern und Sinn verleihen und deren Befriedigung für Lebenszufriedenheit wichtig ist. Es ist also wichtig, *dass eine Person ihre zentralen Motive kennt und versucht, sie (langfristig) in ihrem Handeln zu realisieren:* Das ermöglicht psychologisch Zufriedenheit, Wohlbefinden und ein Gefühl von „Lebenssinn". Eine solche „Selbstregulation" (Sachse, 2020a) ist damit für eine Person von zentraler Bedeutung.

Wie wir sehen werden, wird aber oft eine solche Regulation oft von Alienation (einer „Entfremdung" von eigenen Motiven) und von Normen verhindert. Auch im Hinblick auf Motive kann damit eine „Ressourcen-Blockierung" vorliegen, die therapeutisch bearbeitet werden muss.

2.1.2.2 Die Kompetenzen

Um so zu handeln, dass die Handlungen zu positiven Konsequenzen führen können, benötigt eine Person *Kompetenzen*. Man kann hier zwischen Handlungskompetenzen und Verarbeitungskompetenzen unterscheiden (Sachse, 1999).

Handlungskompetenzen setzen sich zusammen aus einem Wissen über Handlungsstrategien („Was kann ich in bestimmten Situationen tun, um bestimmte Ziele zu erreichen?") und der Fähigkeit, Strategien flexibel zu modifizieren und anzupassen. Die Handlungskompetenz einer Person ist umso höher, je größer ihr Repertoire an Handlungsstrategien ist, je elaborierter diese Strategien sind und je flexibler (und schneller) sie diese Strategien adaptieren kann.

Verarbeitungskompetenzen beinhalten die Fähigkeit, Situationen, vor allem soziale Situationen, gut und schnell analysieren und verstehen zu können, und sie beinhalten insbesondere die *Fähigkeit zur sozialen Empathie:* Die Fähigkeit, sich in andere Personen hineinversetzen zu können, (schnell) zu erkennen, was ein Interaktionspartner will, welche Einstellungen er hat, auf welche Verhaltensweisen er positiv reagiert u. a. (vgl. Sachse, 2011, 2015b).

Verarbeitungskompetenzen haben damit viel mit einer „Theory of Mind" (Fodor, 1978; Förstl, 2007; Premack & Woodruff, 1978) zu tun: Personen, die schnell gute Rekonstruktionen von einem Interaktionspartner bilden können, können ihr Handeln (falls sie über entsprechende Strategien verfügen!) gut auf diesen einstellen und so mit hoher Wahrscheinlichkeit positive Interaktionseffekte erzielen. Personen, die das nicht können, treten dagegen ständig „ins Fettnäpfchen".

> Und damit sind Handlungs- und Verarbeitungskompetenzen in hohem Maße potenzielle Ressourcen. Sie ermöglichen es der Person, wenn sie richtig genutzt werden, valide Realitätsmodelle zu bilden, soziale Situationen gut zu verstehen, Handlungen gut zu planen und gut umzusetzen. Weisen Personen dagegen Defizite in diesen Kompetenzen auf, dann fehlen ihnen entsprechende Ressourcen, die dann durch *Trainings* aufgebaut werden müssen (auf diese Aspekte soll hier aber nicht eingegangen werden).

2.1.3 Schemata

2.1.3.1 Dysfunktionale Schemata

Schemata bestehen aus bestimmten Annahmen oder „Überzeugungen": Über sich selbst, Beziehungen, „die Welt" u. Ä. Schemata haben neben dem Inhalt aber noch bestimmte psychologische Funktionen, in denen sie, wenn sie aktiviert sind, Denken und Handeln einer Person stark beeinflussen. Alle Personen weisen eine Vielzahl solcher Schemata auf; viele davon sind positiv, erlauben also ungünstige Verarbeitungen und Handlungen. Daneben weisen Personen jedoch auch *dysfunktionale* Schemata auf, Schemata, deren Aktivierung zu ungünstigen Interpretationen und ungünstigen

Handlungen führt. Und Personen mit PD weisen charakteristische dysfunktionale Schemata auf.

Auf der zweiten Ebene des Modells nehmen wir an, dass es *dysfunktionale Schemata gibt,* die die Informationsverarbeitung und Handlungsregulation von Personen stark determinieren (vgl. Beck et al., 1990). Zum Begriff und zur Funktion von Schemata siehe Sachse (1992, 1999, 2003, 2006b, 2014a, 2016c; Sachse, Püschel, Fasbender & Breil, 2008).

Eine Person verfügt über eine Vielzahl von Schemata, viele davon sind funktional und führen zu positiven Effekten: Diese können in der Therapie durchaus als Ressourcen genutzt werden.

> Die „dysfunktionalen Schemata" führen jedoch immer zu ungünstigen Effekten: Sie determinieren Handlungen, die zu Kosten führen. Das bedeutet, *dass dysfunktionale Schemata nicht als Ressourcen gesehen werden können:* Sie können nicht „genutzt" werden, sondern sollten immer „gehemmt" werden.

Wir gehen davon aus, dass man zwei Arten dysfunktionaler Schemata unterscheiden kann: Selbstschemata und Beziehungsschemata (siehe dazu Sachse, Breil, & Fasbender, 2009).

Selbstschemata sind solche, die Annahmen der Person über sich selbst enthalten wie „ich bin ein Versager", „ich bin nicht wichtig" u.a. sowie Kontingenzannahmen und Bewertungen dazu. (Wenn bei einem Schema die *Inhalte,* also die Inhalte der Annahmen gemeint sind, wird auch von „Selbstkonzepten" (SK) gesprochen.)

Beziehungsschemata sind solche, die Annahmen der Person über Beziehungen enthalten, darüber, wie Beziehungen funktionieren, was man in Beziehungen zu erwarten hat sowie wiederum Kontingenzannahmen und Bewertungen dazu (z.B.: „In Beziehungen wird man abgewertet.", „Beziehungen sind nicht verlässlich." u.a.).

> Diese Schemata sind dysfunktional, da sie zu negativen Erwartungen führen, aber vor allem auch *zu negativen Interpretationen von Situationen,* die dann zu negativen Emotionen führen (Sachse & Langens, 2014c). *Sie determinieren eine schnelle, hoch automatisierte Informationsverarbeitung und führen zu etwas, was wir „hyperallergische Reaktionen" nennen:* Minimale situative Auslöser rufen schnell heftige (auch emotionale) Reaktionen hervor. So kann z.B. jemand, der ein Schema hat „ich bin nicht wichtig" auf eine minimale Unaufmerksamkeit eines Interaktionspartners heftig verletzt und gekränkt reagieren.

2.1.3.2 Kompensatorische Schemata

Eine Person kann in ihrer Biografie „kompensatorische Schemata" entwickeln: Dann entwickelt sie eine Persönlichkeitsstörung. Kompensatorische Schemata dienen dazu, dysfunktionale Schemata zu kompensieren bzw. dafür zu sorgen, dass diese sich nicht als wahr erweisen.

Zum einen gibt es *kompensatorische Selbstschemata,* die positive oder (kompensatorisch) übertriebene Selbstannahmen enthalten. Diese spielen vor allem bei Klienten mit narzisstischer PD eine große Rolle. Dies sind Schemata wie z. B. „ich bin hoch intelligent“, „ich bin super erfolgreich“, „ich kann viele Dinge, die andere Menschen nicht können“ u. Ä.

Es gibt zwei Arten kompensatorischer Schemata: Normen und Regeln.

Es gibt kompensatorische *Normschemata* (oder *Normen),* die (oft übertriebene) Ziele oder Forderungen (in Form von „muss-Sätzen“) enthalten, und es gibt kompensatorische *Regelschemata,* die (ebenfalls oft überzogene) Erwartungen oder Anweisungen an andere enthalten. Wir (Sachse, Breil & Fasbender, 2009) haben diese Schemata als „kompensatorisch“ bezeichnet, weil ihr Sinn im Wesentlichen darin besteht, die negativen Inhalte der Selbst- und Beziehungsschemata auf der Schemaebene „auszubügeln“ oder dafür zu sorgen, dass die dort spezifizierten Inhalte und Konsequenzen nicht eintreten.

Kompensatorische Selbstschemata sind solche, die (als Ausgleich zu den negativen Selbstschemata) positive oder sogar übertrieben positive Aussagen über die eigene Person enthalten.

Eine Person, die ein negatives Selbstschema mit den Inhalten (SK–) der Art
- „ich bin ein Versager“,
- „ich kann Erwartungen nicht erfüllen“,
- „ich bin inkompetent“

hat, entwickelt manchmal ein kompensatorisches, positives Schema (SK+), das entweder illusionärer oder realistischer Art ist, mit Annahmen wie:
- „ich bin erfolgreich“.
- „ich bin hoch-intelligent“,
- „ich bin hoch leistungsfähig“.

Kompensatorische Selbstschemata enthalten keine Ziele, sondern „Zustandsaussagen“, also Aussagen der Person über sich selbst.

Kompensatorische Selbstschemata können, wenn sie realistisch sind, durchaus als Ressourcen genutzt werden, z. B. auch bei der Disputation dysfunktionaler Schemata im Ein-Personen-Rollenspiel.[4]

Eine zweite Art kompensatorischer Schemata sind *normative Schemata:* Normative Schemata enthalten Anweisungen darüber, wie die Person sein sollte oder sein muss: Sie enthalten damit *Ziele* der Person (im Sinne expliziter Ziele, vgl. Püschel & Sachse, 2009; und im Sinne von Vermeidungszielen). Normative Schemata sind somit *interaktionelle Ziele auf der Spielebene.*

> *Normative Schemata* sind solche, die *„Anweisungen“ der Person an sich selbst enthalten,* wie z. B.: „Sei erfolgreich.“, „Sei der Beste.“, „Sei die Wichtigste.“, „Vermeide auf alle Fälle Blamagen.“, „Vermeide alle Situationen, in denen Du kritisiert werden könntest.“

Es ist hier sehr wichtig zu sehen, dass alle diese Normen *Ziele* definieren, die Annahmen der dysfunktionalen Schemata (vor allem der Selbstschemata) kompensieren:

Sagt das Schema z. B. „Ich bin ein Versager.“, dann enthält das normative Schema Aussagen wie: „Sei erfolgreich.“, „Zeige Dich als intelligent.“, „Sei der Beste.“ (oder: „Vermeide Kritik.“). Dies sind alles Ziele, die die negativen Annahmen der dysfunktionalen Schemata falsifizieren oder dafür sorgen sollen, dass diese „nicht wahr werden“. Damit sind die normativen Schemata wieder sehr eng inhaltlich mit den dysfunktionalen Schemata verbunden, und, was noch wichtiger ist: Die Ziele sind per definitionem alles *Vermeidungsziele!*

Normative Schemata können nun verschiedene Probleme aufweisen.

1. Fehlende Standards

Normative Schemata als Ziele sollten eigentlich klare *Standards* enthalten, also Angaben darüber, wann und durch was ein Ziel erreicht ist: Nur dann ist ein Ziel überhaupt *erreichbar* und die Person kann ihre Bemühungen einstellen. Sind Standards nicht oder nur ungenau definiert, ist das Ziel nicht erreichbar und ist damit „unstillbar“ (Gollwitzer, 1999): Damit folgt die Person einer „höher-schneller-weiter-Mentalität“, ohne dass dies ein Ende haben kann. Viele Normen weisen aber genau dieses Problem auf und wirken damit hoch dysfunktional!

2. Vermeidungsziele

Vermeidungsziele funktionieren psychologisch anders als Annäherungsziele (vgl. Ebner & Freund, 2009; Elliot & Covington, 2001; Kuhl, 1983, 2001): Die Verfolgung und Erreichung von Annäherungszielen befriedigt zentrale Motive und führt zu einem Zustand der Zufriedenheit (Brunstein, 1993, 1995, 2001; Brunstein et al., 1995, 1998), zu einem langsamen Absinken des Motivs in der Motiv-Hierarchie (Kuhl, 1983, 2001) und damit zu einem allmählichen Nachlassen der Bemühungen. Dagegen führt das Verfolgen und Erreichen von Vermeidungszielen zur Reduktion von Angst und Anspannung (C−), jedoch *nicht* zu einer Sättigung zentraler Motive und damit auch *nicht* zu einem Zustand von Zufriedenheit (Brunstein, 1993, 2001; Brunstein & Schultheiss, 1996; Brunstein et al., 1996, 1998; Kuhl, 2001; Kuhl & Koole, 2005): *Das zentrale Motiv Anerkennung bleibt trotz aller Verfolgung von Vermeidungszielen und trotz aller Erreichung dieser Ziele hoch in der Motiv-Hierarchie!* Eine „Bekräftigung des Handelns“ findet aber dennoch statt, allerdings im Sinne von C−!

Während die Erreichung von Annäherungszielen zu positiven Affekten und langfristig zu einer „Sättigung“ der Motive (und damit zu einem Absinken der Motive in der Motivhierarchie führt sowie dem Gefühl von Zufriedenheit), führt das Erreichen von Vermeidungszielen nur zu einem Verschwinden negativer Affekte oder Emotionen (von Spannung, Unwohlsein oder Angst), jedoch *nicht* zu einer Sättigung von Motiven, damit auch *nicht* zu einem Gefühl von Zufriedenheit und damit langfristig auch *nicht* zu einem Absinken des Motivs in der Motivhierarchie: Obwohl die dysfunktionalen Schemata sich aus den Beziehungsmotiven ableiten und sich die normativen Schemata aus den dysfunktionalen Schemata ableiten, ist die Person überwiegend damit beschäftigt, den normativen Zielen zu folgen und ihr Handeln danach auszurichten und damit erreicht sie zwar immer wieder die Reduktion negativer Affekte und damit auch eine ständige Bekräftigung ihres Handelns, *sie erreicht jedoch keine Befriedigung der zugrunde liegenden Beziehungsmotive mehr!* Diese Motive bleiben weiterhin hoch in der Motivhierarchie, sie bleiben weiterhin dominant, egal wie viel die Person auch tut!

> *Durch das Verfolgen kompensatorischer Ziele auf der Spielebene werden die grundlegenden Beziehungsmotive nicht befriedigt und bleiben damit hoch in der Motivhierarchie.*

3. Zu hohe Ziele

Normen können realistische, für die Person erreichbare Ziele enthalten, die zwar „anspruchsvoll" sein können, die eine Person aber dennoch durch Anstrengung erreichen kann. In einer solchen erreichbaren Form wird eine Norm dann häufig zu einer Ressource: Sie kann die Person (zusätzlich) motivieren und damit erfolgreich machen und ihr damit Zugang zu vielen Motivbefriedigungen verschaffen.

Wird die Norm jedoch sehr massiv und absolut („Du musst unbedingt erfolgreich sein, koste es, was es wolle!"), dann wird die Norm zu einem „dysfunktionalen Antreiber", eine Art von „Sklaven-Treiber", der die Person massiv unter Druck setzt und so zu vielen negativen Aspekten führt.

Bei vielen psychologischen Variablen, so wird noch deutlich werden, spielt die *„Dosis"* eine entscheidende Rolle: In schwacher oder mittlerer Dosis kann etwas eine Ressource sein, während es „in hoher Dosis" dysfunktional oder sogar sehr dysfunktional wird!

Wie wir bei den einzelnen Störungen noch sehen werden, ist es deshalb komplex zu beurteilen, ob eine Norm eine Ressource sein kann: Massive Normen führen sehr oft zu nicht-selbstregulativem Handeln, was bedeutet, dass eine Person sich selbst unter Druck setzt, sich selbst überfordert und stresst, ihre eigenen Belastungsgrenzen ignoriert (vgl. Sachse, 2018a).

Daher kann eine Person einer Norm nur dann sinnvoll folgen, wenn sie entweder etwas schwächer ist oder wenn die Person die Norm *„im Griff"* hat, also einigermaßen unter Kontrolle (denn ansonsten kontrolliert die Norm die Person!). Kann eine Person eine Norm „unter Kontrolle halten", kann diese als Ressource fungieren, denn *„Normen treiben an":* Weist eine Person z. B. eine Leistungsnorm auf, steigert das ihr Leistungshandeln und (bei entsprechenden Kompetenzen) ihren Erfolg. Das kann sich eine Person zur Erreichung von Zielen durchaus zu Nutze machen!

2.1.3.3 Kompensatorische Regelschemata und Vorschriften für Interaktionspartner

Neben Selbst- und normativen Schemata gibt es auf der Spielebene jedoch noch eine Art kompensatorischer Schemata: *Regelschemata* (vgl. Sachse, Breil & Fasbender, 2009).

> *Regelschemata* enthalten keine Regeln, die die Person selbst befolgen soll, *sondern Regeln, die andere, die Interaktionspartner befolgen* sollen! Regelschemata enthalten somit *interaktionelle Erwartungen,* wie z. B.: „Andere haben mich respektvoll zu behandeln." Oder: „Ein Partner hat mir rund um die Uhr Aufmerksamkeit zu geben."

Regelschemata kompensieren insbesondere die *negativen Beziehungserwartungen* der dysfunktionalen Beziehungsschemata: Hat eine Person das Schema „in Beziehungen wird man nicht respektiert", dann entwickelt sie auf der Spielebene eine (mehr oder weniger starke) Erwartung an Interaktionspartner, die genau dieser Annahme widerspricht: „Dein Partner hat mich respektvoll zu behandeln – und wehe nicht!"

Diese Regelschemata führen nun dazu, dass Personen, die diese aufweisen, in Situationen, in denen Interaktionspartner gegen diese Regel verstoßen, nicht primär verletzt oder gekränkt reagieren (wie bei einer Aktivierung der dysfunktionalen Schemata), sondern wütend und ärgerlich. Dies liegt daran, dass ein „Frustrations-Appraisal" meist die Emotion „Ärger" auslöst (Langens & Sachse, 2014; Sachse, 2014b, 2014c, 2018b; Sachse & Langens, 2014a, 2014b, 2014c). Denn *dieses* Schema besagt,

- dass ihnen Respekt *zusteht* und sie ihn erwarten *dürfen* und
- dass sie das *Recht* haben, darauf sauer zu reagieren und den „Regel-Verletzer" zu bestrafen.

Die hyperallergische Reaktion bei der Aktivierung von Regelschemata ist somit nicht Kränkung, sondern Ärger: Das bedeutet, dass eine Person hier bei geringfügigem „Vergehen" von Interaktionspartnern maximal wütend reagieren kann.

Es sind vor allem diese Regelschemata und das daraus resultierende Handeln, das Personen mit PD *massive interaktionelle Probleme einbringt:* Denn Interaktionspartner sehen über kurz oder lang nicht wirklich ein, dass sie sich nach den Regeln ihres Partners verhalten müssen (vor allem dann nicht, wenn dieser sich auch sonst wenig reziprok verhält!) und sie sehen nicht ein, dass sie sich, oft wegen Kleinigkeiten, massive Vorwürfe gefallen lassen sollten.

Daher kann man sagen: Je ausgeprägter das Regelsetzer-Verhalten einer Person ist, desto größer sind deren interaktionelle Probleme.

> Für Regelschemata gilt etwas Ähnliches bezüglich potenzieller Ressourcen wie für Normschemata: Unter bestimmten Bedingungen kann eine Person durch Regelschemata ihre Umwelt in ihrem Sinne beeinflussen und eine gewisse Kontrolle über ihren Kontext gewinnen, was sich durchaus positiv auswirken kann.
>
> Das allerdings nur, wenn die Person lernt, Regeln *dosiert* einzusetzen, also zu wissen, wann, in welchen Kontexten, bei welchen Personen sie eine Regel wie und wie oft realisieren kann. *Und* wenn die Person lernt, die Erwartungen in „sozial verträglicher Form" zu kommunizieren, also z. B. eher eine Bitte äußert, als Interaktionspartner „zur Schnecke zu machen". Denn in einer sozialen Umwelt kann der Effekt einer Regelsetzung sehr leicht „kippen": Überdosiert man die Erwartungen, dann kann man Interaktionspartner schnell verärgern und erreicht dann das genaue Gegenteil von dem, was man erreichen will.

Daher muss mit der Person ein sehr genaues Training zur konstruktiven Anwendung von Regeln durchgeführt werden.

2.1.4 Manipulatives Handeln

2.1.4.1 Manipulation

Wir wissen jedoch, dass die Entwicklung einer Persönlichkeitsstörung mit der Ausbildung dysfunktionaler Schemata keineswegs abgeschlossen ist. Wir gehen vielmehr davon aus, dass eine Person, die im oben beschriebenen Sinne schwierigen, frustrierenden Interaktionserfahrungen ausgesetzt ist, in der Regel *nicht passiv* resignieren wird, sondern dass sie in vielen Fällen versuchen wird, dafür aktiv eine *Lösung* zu entwickeln. Und diese Lösungen sind dann der spannendste Teil der Persönlichkeitsstörungen!

Ein zentraler Teil von Persönlichkeitsstörungen lässt sich als Lösung für frühe interaktionelle Probleme auffassen.

Diese „Lösungen" machen nun die zweite Handlungsebene im Modell der Doppelten Handlungsregulation aus: Die Ebene der sogenannten „intransparenten" Handlungen oder „Spielebene".

Die Entwicklung dieser Handlungsebene beginnt für Kinder/Jugendliche mit einer *schwierigen, andauernden Interaktionssituation:* Wichtige Interaktionspartner frustrieren andauernd wichtige Beziehungsbedürfnisse, und zwar auch dann oder insbesondere dann, wenn die Kinder ihre Bedürfnisse in authentischer Weise kommunizieren! *Sie lernen also, dass authentisches Handeln „nichts bringt" oder sogar negativ wirkt!* Auf diese schwierige Situation müssen sie nun reagieren.

Kinder z. B., deren zentrales Beziehungsmotiv durchweg frustriert wird, haben dann im Prinzip zwei Möglichkeiten:

1. Sie können resignieren und zu Handeln aufhören, sich anpassen oder eine depressive Entwicklung durchmachen, oder
2. sie können versuchen, Handlungen zu entwickeln, mit deren Hilfe sie ihre Interaktionspartner doch dazu kriegen, ihnen zumindest Aspekte ihrer Motive zu befriedigen.

Wir nehmen an, dass nur diese zweite Strategie zur Entwicklung einer PD oder zumindest eines Persönlichkeitsstils führt. Wir nehmen auch an, dass Menschen, auch Kinder, in der Regel *aktive, problemlösende Organismen* sind: Deshalb ist dieser zweite Weg sehr viel wahrscheinlicher als der erste!

Die Personen entwickeln nun, langsam, Schritt für Schritt, *Strategien,* mit deren Hilfe sie wichtige Interaktionspartner *doch dazu bewegen können, bestimmte interaktionelle*

Ziele zu befriedigen. Diese Strategien sind dazu da, Interaktionspartner zu einem Handeln zu veranlassen, das sie ansonsten nicht ausführen würden! Und solche Strategien können in der Umgebung der Kinder funktionieren: Die Kinder bekommen damit (zumindest gelegentlich) das, was sie wollen: Das bedeutet, die Strategien werden systematisch (oder intermittierend!) bekräftigt.

Diese Strategien entwickeln sich, wenn (und *nur* wenn) sie erfolgreich sind, und damit werden sie mit der Zeit besser, elaborierter, ausgefeilter. Damit sehen die Personen diese Strategien dann auch zwingend als „gute Lösungen" für schwierige Situationen an. Sie werden dann auch mit Sicherheit *ich-synton,* also als Teil der eigenen Person wahrgenommen und nicht als störend, dysfunktional oder problematisch.

Diese Strategie, Interaktionspartner doch dazu zu veranlassen, einem Aspekte wichtiger Motive zu befriedigen, hat wichtige Implikationen:

- Die Interaktionspartner (meist die Eltern), die dem Kind die Motive nicht befriedigen, haben offenbar keine *Intention,* dies zu tun, oder sogar eine Intention, dies nicht zu tun.
- Deshalb müssen sie vom Kind *dazu gebracht, dazu veranlasst werden,* dies zu tun.
- „Sie zu veranlassen" kann aber nicht heißen, sich authentisch zu verhalten, denn das hat offenbar bisher nicht funktioniert.
- „Sie zu veranlassen" kann somit nur heißen, sich *strategisch* zu verhalten, und das bedeutet, sie zu manipulieren: Sie zu etwas zu veranlassen, was sie eigentlich gar nicht wollen.

Der Begriff „Manipulation" ist hier nicht wertend gemeint, sondern *nur* in seinem psychologischen Sinne: *Jemand wird manipuliert, wenn er durch ein strategisches Handeln einer anderen Person dazu veranlasst wird, etwas zu tun, was er selbst gar nicht tun will.* Und solche Strategien sind meist intransparent: Der Manipulierte durchschaut die eigentlichen Ziele des Manipulators nicht, er durchblickt nicht, worum es „eigentlich" geht (vgl. Sachse, 2007, 2014e).

Ich schließe mich hier weitgehend den Auffassungen der „impression-management-theory" an (vgl. Tedeschi et al., 1973, 1985; Tedeschi & Norman, 1985; Tedeschi & Riess, 1981), die davon ausgeht, dass manipulatives Handeln von jedem realisiert wird, dass es ein völlig normales Interaktionshandeln ist und sogar in angemessener „Dosierung" als eine soziale Kompetenz aufgefasst werden kann. Wird es jedoch zu stark realisiert, hat es negative interaktionelle Folgen. Ich möchte hier auch die Terminologie übernehmen, bei der von „Spielen" („games") oder „Interaktionsspielen" die Rede ist.

Ein manipulatives Handeln ist ein Handeln, das dazu dient, Interaktionspartner zu Verhalten zu veranlassen, das sie von sich aus nicht ausführen würden (bzw. von dem der Handelnde annimmt, dass sie es nicht ausführen würden), und zwar mit Strategien, deren tatsächlichen Zweck der zum Verhalten Veranlasste nicht durchschaut.

Damit „holt" er sich vom Interaktionspartner etwas, was dieser ihm ansonsten nicht geben würde, d.h. in gewisser Weise nutzt er den Interaktionspartner aus. *Manipulatives Handeln ist also immer solches, das (zumindest kurzfristig) auf Kosten der Interaktionspartner geht!*

Zur Manipulation von Interaktionspartnern kann eine Person *positive oder negative Strategien* einsetzen.

Positive Strategien, die über Motive wirken, heißen deshalb „positive Strategien", weil Interaktionspartner meist positiv darauf reagieren: Das, was die Person tut, entspricht ja ihren Intentionen, sie finden daher (zunächst mal, s.u.) das Handeln gut. Daher lassen sie sich auch ohne Schwierigkeiten manipulieren und reagieren nicht ärgerlich oder sauer. Dies ist ein großer *Vorteil* der positiven Strategien: Man kann sie lange anwenden, ohne dass Interaktionspartner ärgerlich werden! Ein Beispiel ist, besonders lustig und unterhaltsam zu sein, um damit Aufmerksamkeit zu bekommen: Damit veranlasse ich den Interaktionspartner, mir auch dann Aufmerksamkeit zu geben, wenn er es eigentlich gar nicht wollte!

Positive Strategien sind also solche, die etwas tun, was der Interaktionspartner irgendwie gut, angenehm u.a. finden kann. Der Vorteil positiver Strategien liegt darin, dass der Interaktionspartner immer erst mal „gefüttert" wird: Übertreibe ich das alles, dann kann sich der Interaktionspartner aber dennoch manipuliert fühlen und sich nicht mehr komplementär verhalten. Der Nachteil der positiven Strategien liegt aber darin, dass sie keinen großen „Impact" haben: Wenn eine Person die Strategie ignoriert, nicht darauf reagieren möchte, dann kann sie das problemlos tun: Die Strategien sind nicht „zwingend".

Negative Strategien haben jedoch einen sehr hohen „Impact", sie sind zwingend, sie manipulieren über eine *Norm* des Interaktionspartners: Die Person hat etwas (z.B. simuliert sie eine Krankheit), bei der die Norm sagt: „Leidende Interaktionspartner lässt man nicht im Stich." Das veranlasst den Interaktionspartner dazu, sich komplementär zu verhalten. Der Interaktionspartner wird die Norm nicht verletzen wollen und kann sich daher in hohem Maße zum Reagieren gezwungen fühlen. Das kann ihn aber auch relativ schnell verärgern und „sauer" machen: Und genau dies ist der Nachteil negativer Strategien: Sie verärgern Interaktionspartner relativ schnell. Man kann sie im Allgemeinen nur kurzzeitig und dosiert anwenden, sonst können schnell negative Folgen resultieren.

Die Strategien sind manipulativ (wobei „manipulativ", um das nochmals sehr deutlich zu machen, *nicht* wertend, sondern nur in einem psychologischen Sinn gemeint ist!), denn der Interaktionspartner wird im Grunde über das Handlungsziel der Person getäuscht: Das Kind, das lustig ist, ist dies nicht, um lustig sein zu wollen (was der Vater aber glaubt!), sondern um Aufmerksamkeit zu bekommen (was der Vater nicht weiß): Das Kind spielt also etwas vor, das nicht so ist, und lässt den Interaktionspartner über die tatsächlichen Absichten im Unklaren. *Und genau das ist manipulativ:* Der Interaktionspartner wird zu etwas veranlasst, und zwar aus Gründen, die er nicht wirklich durchschaut. Das strategische Verhalten ist damit auch *intransparent*.

Im Laufe der Zeit entwickeln Personen *im Hinblick auf das strategische Handeln immer größere Verarbeitungs- und Handlungskompetenzen.* Sie lernen *Handlungskompetenzen,* da sie sich immer mehr Strategien aneignen, mit deren Hilfe sie ihre Ziele erreichen können, und sie lernen, diese Strategien abzuwandeln, zu modifizieren und sie flexibel einzusetzen. Dies sind *strategische oder manipulative Handlungskompetenzen,* also Strategien, die von Anfang an darauf angelegt sind, intransparente interaktionelle Ziele zu erreichen.

Sie entwickeln *Verarbeitungskompetenzen,* weil sie lernen, welche Personen mit welchen Charakteristika sich manipulieren lassen werden (und welche nicht), und sie lernt, in welchen Situationen welche Strategien angemessen sind (und welche nicht). Sie lernt Personen einzuschätzen, und sie lernt, Situationsanforderungen zu verstehen. Und wenn sie gute Strategien und hohe Kompetenzen hat, dann kann die Person sich schließlich so verhalten, dass Interaktionspartner sich mit hoher Wahrscheinlichkeit komplementär zu den Strategien verhalten werden, d. h., dass positive Handlungskonsequenzen resultieren. Und je mehr und je länger sie übt, desto besser werden ihre Kompetenzen im Hinblick auf strategisches Handeln. Einige Klienten werden hier zu Experten!

Trotzdem wirkt sich Manipulation nicht automatisch negativ auf Beziehungen aus. Ob Manipulation negativ wirkt, ist im Wesentlichen wieder eine Dosis-Frage. Ob Manipulation „interaktionstoxisch" wirkt, hängt davon ab, ob eine Person damit die *„Reziprozitätsregel"* verletzt. Diese besagt, *dass eine Beziehung dann lange und gut funktioniert, wenn beide Interaktionspartner den Eindruck haben, dass sie etwa gleich viel von der Beziehung profitieren und etwa gleich viel für die Beziehung tun.*

Manipuliert eine Person so, dass diese Regel eingehalten wird, dann handelt sie nach der Devise: „Heute manipuliere ich Dich, morgen darfst Du." Sie verschafft sich damit ab und zu in der Beziehung einen Vorteil, achtet dabei aber darauf, den Partner nicht „auszubeuten". In einem solchen Fall hat Manipulation gar keine negativen Folgen. Die Person nutzt dann zwar bei jeder Manipulation den Interaktionspartner ein bisschen aus, kompensiert das aber immer wieder, sodass Ausgleich geschaffen wird. Manipuliert eine Person aber so, dass sie ihren Partner ausnutzt (mehr nimmt als gibt), dann frustriert das den Interaktionspartner und der wird irgendwann sauer.

Das bedeutet: Manipulation an sich ist nicht das Problem, das Problem ist die *Dosis:* Manipulation wird immer dann zu einem Problem, wenn sie einen Partner letztlich ausnutzt! *Und das macht auch deutlich, dass Manipulation unter bestimmten Umständen eine Ressource sein kann:* Wenn ich dosiert manipuliere, kann ich mir manchmal geschickt Vorteile verschaffen, ohne dass dabei negative Konsequenzen eintreten. Daher ist Manipulation unter Umständen eine soziale Kompetenz. (Bei Gehaltsverhandlungen mit meinem Chef kann mir eine solche Kompetenz sehr nützlich sein!)

Klienten müssen durch Therapie keinesfalls auf sinnvolle soziale Kompetenzen verzichten. „Sinnvoll" ist eine Kompetenz aber nur, wenn die Person lernt, sie bewusst und dosiert einzusetzen, also genau zu analysieren, wen man in welchen Situationen, wie oft und wie manipulieren kann und wann man es besser lassen sollte. Klienten müssen auch lernen, ihre manipulative Tendenz „im Griff" zu haben, immer auf die Effekte, die sie auslöst, zu achten und dafür zu sorgen, dass immer wieder Ausgleich geschaffen wird!

Sehr wesentlich ist es aber zu sehen, dass ein Verhalten wie Manipulation, das auf den ersten Blick negativ erscheint, unter bestimmten Bedingungen zu einer Ressource werden kann!

2.1.4.2 Images und Appelle

Images und Appelle sind die Strategien, über die eine Person manipuliert: Sie sind die Elemente der Manipulation.

Damit Interaktionspartner etwas für die Person tun, was eigentlich gar nicht ihren eigenen Interessen entspricht, ja möglicherweise sogar ihren eigenen Interessen widerspricht, müssen sie von der Person *vorbereitet* werden: Der Partner muss in einen Zustand versetzt werden, in dem er bereit ist, den interaktionellen Zielen der Person zu dienen. Eine solche Vorbereitung wird durch die Vermittlung sog. *„Images"* geleistet.

> Ein *Image* (Bild) ist etwas, was die Person im Interaktionspartner entstehen lässt, aufbauen will: Der Interaktionspartner soll sich ein ganz bestimmtes *Bild* von der Person machen. Dieses Bild soll nur ganz bestimmte Komponenten enthalten, und es soll ganz bestimmte Komponenten nicht enthalten – der Partner soll also ganz bestimmte Glaubens- oder Überzeugungssysteme ausbilden.
>
> Der Interaktionspartner soll von der Person also etwas Bestimmtes annehmen, glauben und wissen und/oder etwas Bestimmtes *nicht* glauben, annehmen und wissen.

So kann die Person z.B. das Image vermitteln „Ich bin schwach und hilflos." Dieses Image ist eine gute Vorbereitung dafür, wenn die Person möchte, dass der Partner Verantwortung übernimmt; denn für jemanden, der schwach und hilflos ist, muss eine verantwortungsbewusste, hilfsbereite (!) Person Verantwortung übernehmen! So kann eine Person sich also darum bemühen, dass der Partner die Überzeugung entwickelt, die Person

- komme allein nicht klar;
- wisse sich selbst nicht mehr zu helfen;
- leide jedoch unter dem augenblicklichen Zustand.

> Der Transport von Images ist für die Erreichung interaktioneller Ziele noch nicht ausreichend; denn der Interaktionspartner soll ja nicht nur etwas glauben, er soll etwas tun (oder nicht tun). Der Transport von Images ist daher eine *Vorbereitung* für den Transport von *Appellen:* Der Interaktionspartner soll eine bestimmte Überzeugung über die Person entwickeln *und dann auf der Grundlage dieser Überzeugung in bestimmter Weise handeln*.
>
> Somit sendet die Person *Appelle* an den Interaktionspartner. Appelle sind Aufforderungen, etwas Bestimmtes zu tun oder etwas Bestimmtes nicht zu tun. Appelle können dabei explizit sein, also offen geäußert werden; die meisten Appelle sind aber indirekt, implizit: Sie werden verdeckt geäußert, „zwischen den Zeilen".

Images und Appelle werden aber zu einem sehr großen Teil nonverbal oder paraverbal vermittelt, z.B. durch

- leises Stöhnen,
- Betonungen, Dehnungen, Pausen,
- Gesten und Mimik,

- Körperhaltung,
- Kleidung, Statussymbole o. Ä.

Bei *positiven Appellen* sollen Interaktionspartner etwas *tun,* was den interaktionellen Zielen der Person dienlich ist. Hier gibt es sehr viele unterschiedliche Möglichkeiten. Der Partner soll z. B.

- die Sichtweise der Person bestätigen,
- der Person bestätigen, dass sie „normal" ist,
- der Person bestätigen, dass sie ganz toll ist, ganz arm dran ist, hilflos ist usw.,
- sich mit der Person gegen eine andere Person solidarisieren,
- für die Person (rund um die Uhr) verfügbarer sein.

Bei *negativen Appellen* sollen die Interaktionspartner etwas *nicht* tun, das, wenn sie es täten, den interaktionellen Zielen der Person abträglich wäre. Dies spielt auch in der Therapie eine große Rolle. So versuchen Klienten z. B. den Therapeuten dazu zu veranlassen

- ihre Sichtweise nicht infrage zu stellen,
- unangenehme Themen nicht zu berühren,
- keine vertiefenden Fragen zu stellen,
- auf Distanz zu bleiben usw.

> *Images und Appelle sind die Bausteine manipulativer Strategien: Diese Strategien können sich aus vielen Images und Appellen zusammensetzen und sehr komplex werden.*

2.1.4.3 Kosten und Gewinne

Wir gehen in unserem Konzept davon aus, dass eine Persönlichkeitsstörung kein Alles-oder-nichts-Konzept ist, sondern eine „Persönlichkeitsakzentuierung", die sich in ihrer Ausprägung kontinuierlich verteilen kann *von einem sehr leichten „Stil" bis zu einer sehr schweren Störung* (vgl. Kuhl & Kazén, 1997): Bei einem *Stil* weisen Personen Merkmale der jeweiligen Akzentuierung nur in relativ schwacher Ausprägung auf (z. B. nur schwach negative Selbstschemata). Bei einem Stil zeigt eine Person auch eine eher schwache Manipulationstendenz, bei einer Störung realisiert sie jedoch eine (sehr) starke Tendenz. Wo oder wann ein Stil in eine Störung übergeht, kann nur artifiziell festgelegt werden.

Wesentlich ist nun, in welchem Ausmaß diese Spielebene ihr *Gesamthandeln* dominiert oder, anders gesagt: *In welchem Verhältnis ihr Spielhandeln zu ihrem authentischen Handeln steht.*

Weisen die Personen wie bei einem Stil einen hohen Anteil an authentischem Handeln auf und einen relativ geringen Anteil an Spielverhalten, dann ist das manipulative Handeln oft unproblematisch: Die Personen halten die Reziprozität ein und können „offen verhandeln". Sie weisen dann meist leicht negative Schemata auf und eher leichte Normen und leichte Regeln. Unserer Erfahrung nach trifft dies wohl für die überwiegende Mehrzahl von Personen zu: Absolute Störungsfreiheit („fully functioning person") ist wahrscheinlich eine gigantische Illusion, weshalb man auch mit Begriffen wie „pathologisch" oder mit Abwertungen gegenüber „Manipulation" extrem vorsichtig sein sollte: Wir alle sitzen in Häusern aus dünnem Glas und wir sollten uns hüten, Steine auch nur aufzuheben!

Je ausgeprägter die Störung wird, desto ausgeprägter wird die Spielebene und desto schwächer wird die authentische Ebene: Personen mit schwerer Störung können sich kaum noch authentisch verhalten, sondern agieren (fast) nur noch in einem strategischen, manipulativen Modus. Damit erzeugen die realisierten Manipulationen in aller Regel hohe Interaktionskosten: Sie sind dann keine Ressource mehr, sondern ein (massives) Problem.

Wie ausgeführt, *kann* Manipulation aber durchaus zu einer Ressource werden, wenn die Person lernen kann, sie richtig und dosiert einzusetzen: Dann erzeugt sie kurzfristig Gewinne und langfristig keine Kosten.

Je stärker eine Person jedoch Spielhandeln realisiert und je weniger sie sich noch authentisch verhalten kann, *desto eklatanter wird sie die Reziprozitätsregel brechen:* Jemand, der hochgradig manipuliert, achtet nur noch darauf, dass *seine* Ziele befriedigt werden und kümmert sich nicht mehr um die Ziele der anderen (ja er hat u. U. sogar die Vorstellung, der andere habe „ihm zu dienen", wenn ihm dies meist auch nicht explizit bewusst ist!). Und wenn er dies tut, dann hat der Partner nach kurzer (oder längerer) Zeit keine Lust mehr, sich komplementär zum strategischen Handeln zu verhalten: Er wird vielmehr „sauer" und verärgert, und das macht er dem Partner irgendwann sehr deutlich: Und dann schlägt das komplementäre Handeln in ärgerliches Handeln um. Aus den kurzfristig positiven Folgen sind langfristig negative Folgen geworden! Wie schnell dieses „Umschlagen" passiert, hängt dabei stark davon ab, wie viel sich der Partner gefallen lässt, also davon, welche Schemata er hat.

Die langfristigen Folgen von solchem strategischen Handeln sind meist negativ; damit erzeugt das System der PD den Klienten (mehr oder weniger) hohe Kosten. Je ausgeprägter eine Störung ist, desto höher werden die Kosten.

Was die potenziellen *Ressourcen von Images und Appellen* betrifft, so gilt das Gleiche, wie schon beim Thema Manipulation gesagt wurde: Die gute Vermittlung von Images und Appellen kann in sehr hohem Ausmaß eine soziale Kompetenz sein, *allerdings nur, wenn die Person solche Handlungen unter Kontrolle hat!* Durch gute Images kann man sich unter Umständen hervorragend darstellen, und gezielte, gute Appelle können einem viele Vorteile einbringen: Das alles sind potenzielle Ressourcen. Genauso wie bei Manipulation allgemein gibt es aber einen „Umschlagpunkt": Von einer gewissen Dosierung an erzeugen die Strategien mehr Kosten als Gewinne. Und das hängt vom Kontext, vor allem aber vom Interaktionspartner ab: Manche vertragen mehr Images und Appelle, manche reagieren schnell „allergisch". Daher hängt eine richtige Dosierung sehr stark von den Verarbeitungs- und Handlungskompetenzen einer Person ab. Um richtig zu „dosieren", muss die Person den Interaktionspartner zutreffend einschätzen können.

3 Ressourcen-Aktivierung bei Persönlichkeitsstörungen: Ein ganz spezieller Fall

3.1 Einleitung

Wenn man, wie wir, die Entwicklung von Persönlichkeitsstörungen als *Lösungen* schwieriger Interaktionssituationen in der Biografie auffasst, dann impliziert das, dass viele der Faktoren, die man dadurch erwirbt, Ressourcen sein sollten. Denn lerntheoretisch ist es naheliegend anzunehmen, dass eine Person Normen, Regeln, manipulative Strategien nur dann lernt, wenn sie, zumindest eine Zeit lang, funktioniert haben. Das bedeutet aber, dass diese Aspekte offenbar mal gut dabei geholfen haben, interaktionelle Probleme „in den Griff zu bekommen", und damit positive Aspekte hatten. Dies ist ja auch dafür verantwortlich, dass die Störungen „ich-synton" sind, denn Aspekte, die funktionieren, wird man nicht als störend oder „ich-fremd" wahrnehmen.

Da sich die biografischen Bedingungen geändert haben und da Personen die Anwendung dieser Strategien „übertreiben" bzw. die Kontrolle darüber verlieren, fangen Normen, Regeln, manipulative Strategien allerdings irgendwann an, mehr Kosten als Gewinne zu produzieren und das Ganze wird zu einem Problem, zu einer „Störung".

Dennoch behält ja eine Person ihre Kompetenzen, mit deren Hilfe sie mal Probleme gemeistert hat: Und wenn diese Kompetenzen mal Ressourcen waren, dann sind sie es heute *potenziell* immer noch.

3.2 Arten von Ressourcen

Bei Persönlichkeitsstörungen gibt es, wie gezeigt wurde, verschiedene Arten relevanter Variablen:

- Beziehungsmotive,
- Verarbeitungskompetenzen,
- Handlungskompetenzen,
- Selbstschemata,
- Beziehungsschemata,
- Normschemata,
- Regelschemata.
- Manipulative Strategien

3.2.1 Beziehungsmotive

Wir gehen davon aus, dass Motive, vor allem sogenannte „implizite Motive“ (Brunstein, 2006) kein psychisches Problem aufwerfen. Motive funktionieren selbstregulativ: Die Person versucht, im Rahmen der Möglichkeiten, ein Motiv zu befriedigen. Gelingt dies, stellt sich ein Gefühl von Zufriedenheit ein und die Person stellt (vorübergehend) ihr Handeln, das der Motivbefriedigung dient, ein. Gelingt dies nicht, wird das Verhalten fortgesetzt, aber immer im Rahmen von Erwägungen, inwieweit das sinnvoll und zielführend ist. Damit wirken Motive selbstregulativ: Die Person überlastet sich selten und sie ignoriert auch nicht ihre Belastungsgrenzen. Probleme dieser Art kommen nicht durch Motive, sondern erst durch Normen und Regeln zustande.

Implizite Motive stellen eine psychische Bedingung dafür dar, dass ihre Befriedigung zu Zufriedenheit, Wohlbefinden, einem Gefühl von Sinnhaftigkeit führt: Damit sind sie zentrale psychische Faktoren für eine hohe Lebenszufriedenheit. Aus diesem Grund kann man sie als *Ressourcen* ansehen: Kann die Person diese nutzen, kann sie sehr viel Positives für ihre Lebenszufriedenheit tun.

Leider gibt es aber auch im Hinblick auf Motive Kompetenzen, die einer Nutzung dieser Ressourcen im Wege stehen: Die Wesentlichste davon ist *Alienation*. Alienation ist ein von Kuhl und Beckmann (1994) geprägter Begriff, der bedeutet, dass eine Person einen schlechten Zugang zu ihrem Motivsystem hat, insbesondere zu ihren relevanten impliziten Motiven: Alienation bedeutet „Entfremdung“. Und diese Entfremdung bedeutet, dass die Person keine oder keine gute Repräsentation ihrer Motive aufweist (Beckmann, 2006; Kuhl & Kaschel, 2004; Kuhl & Kazén, 1997).

Weiß eine Person nicht, welche Motive wichtig sind, und orientiert sie sich vor allem an expliziten, sozial determinierten Motiven (an „Normen“), dann kann es sein, dass sie „an ihren Motiven vorbeilebt“. Sie strengt sich u. U. stark an, explizite Ziele (Normen) zu verfolgen, in der Hoffnung, damit Zufriedenheit zu erreichen, und bemerkt dann unter Umständen, dass das nicht gelingt. Da sie aber nicht weiß, woran das Scheitern liegt, folgt sie meist der Lösung „mehr Desselben“: Sie verfolgt die expliziten Ziele noch stärker und ausgeprägter.

Das macht den Zustand aber nicht besser, sondern schlimmer: Anstatt Zufriedenheit zu erreichen, wird sie immer unzufriedener und frustrierter. Dies kann dann leicht in einen Teufelskreis führen. Um die Person wieder zu einem Zustand der Zufriedenheit zu führen, muss man in der Therapie die *Alienation bearbeiten,* also der Person einen Zugang zu ihren Motiven wieder ermöglichen.

3.2.2 Verarbeitungs- und Handlungskompetenzen

Verarbeitungs- und Handlungskompetenzen sind zweifellos Ressourcen: Sie führen dazu, dass Personen Situationen valide einschätzen und gezielt handeln können. Sie sollten geklärt, herausgearbeitet werden, sodass eine Person ihre Kompetenzen kennt und ihre Anwendung sollte gezielt geübt werden. Unter Umständen müssen auch noch Kompetenzen therapeutisch aufgebaut werden.

3.2.3 Selbst- und Beziehungsschemata

Selbst- und Beziehungsschemata bewirken, wie wir gesehen haben, in hohem Maße ungünstige Verarbeitungs- und Interpretationsprozesse. Sie führen zu „voreingenommener Verarbeitung", also dazu, dass eine Person Informationen nicht mehr prüfen und bewerten kann; vielmehr „zwingen" die Schemata der Person bestimmte dysfunktionale Interpretationen auf. Dies führt zu ungünstigen Entscheidungen und zu dysfunktionalem Handeln, das der Person in hohem Maße *Kosten* erzeugt.

Ein potenziell positiver Effekt dysfunktionaler Selbst- und Beziehungsschemata *ist nicht erkennbar:* Vielmehr behindern und blockieren diese Schemata in hohem Maße eine funktionale Selbstregulation (Sachse, 2020a) und blockieren oder behindern in hohem Maße auch die Nutzung von Ressourcen. Sie bewirken, dass

- aktuelle Verarbeitungen beeinträchtigt werden,
- konstruktive Verarbeitungskompetenzen blockiert werden,
- die Qualität von Entscheidungen beeinträchtigt wird,
- ungünstiges Handeln gefördert wird,
- konstruktive Handlungskompetenzen blockiert werden.

Abbildung 2 stellt diese Effekte dar.

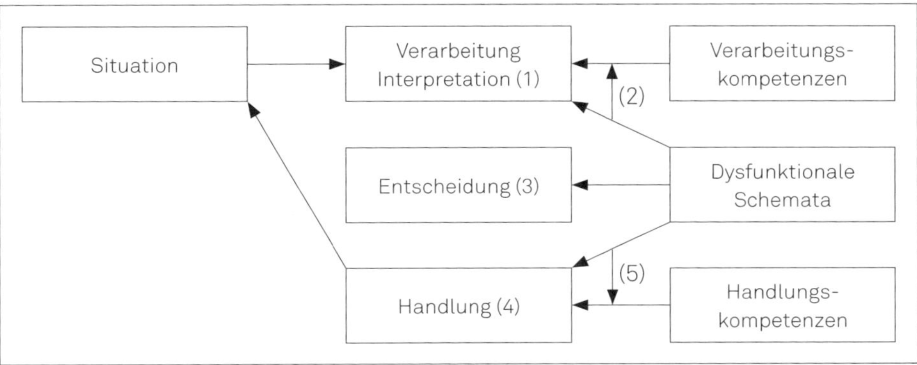

Abbildung 2: Negative Wirkungen dysfunktionaler Schemata

Aus diesem Grund lassen sich dysfunktionale Selbst- und Beziehungsschemata in gar keiner Weise als potenzielle Ressourcen auffassen, sondern als *Ressourcenblockierer.*

Damit müssen sie aber in jedem Fall therapeutisch bearbeitet und *gehemmt* werden! Die Klärung und Bearbeitung dysfunktionaler Schemata stellt einen zentralen Bestandteil der therapeutischen Arbeit mit PD-Klienten in einer Klärungsorientierten Psychotherapie dar. Dieser Aspekt soll hier nicht vertieft werden, vielmehr soll hier auf entsprechende Literatur verwiesen werden (vgl. Sachse, 2003, 2016c, 2016d). *Damit wird aber deutlich, dass diese Bearbeitung von Schemata bereits eine äußerst wichtige Strategie bei der Freisetzung von Ressourcen ist!*

3.2.4 Normen

Normen stellen Vorschriften und *Ziele* für eine Person dar: Normen geben an, was eine Person tun sollte, muss, nicht tun darf. Normen stellen damit Ziele dar im Sinne extrinsischer Ziele: Sie wirken damit im Sinne einer extrinsischen Motivation. Normen veranlassen Personen dazu, etwas zu tun und wenn die Norm stark ist, *ist die motivationale Tendenz, das zu tun, ebenfalls stark*. Normen erzeugen zwar eine extrinsische Motivation, aber dennoch erzeugen sie ein *Motivation:* Die Person will ein bestimmtes (in der Norm angegebenes) Ziel mehr oder weniger stark erreichen.

Man kann Normen deshalb auch als *„Antreiber"* bezeichnen.

Normen veranlassen die Person
- diesem Ziel eine hohe Priorität einzuräumen,
- das Ziel straight zu verfolgen,
- Ablenkungen u.a. auszublenden,
- Hindernisse anzugehen und auszuräumen etc.

Durch die starke Tendenz *wird die Wahrscheinlichkeit einer Zielerreichung stark erhöht:* Die Person tut eben (sehr) viel dazu, das Ziel auch zu erreichen.

Hat sie eine Leistungsnorm, dann „treibt" sie das zu Leistung an: Sie *muss* dann viel leisten und räumt dem hohe Wichtigkeit ein. Hat sie darüber hinaus auch noch eine intrinsische Leistungsmotivation, dann addieren sich die beiden Tendenzen und dann ergibt sich eine sehr starke Tendenz. Dies kann viele psychologische Auswirkungen haben:
- Die Person räumt Leistung und Erfolg einen hohen Stellenwert in ihrem Leben ein.
- Sie stellt andere Ziele zurück.
- Sie investiert viel Zeit in Leistung.
- Sie strengt sich massiv an.
- Sie ist ausdauernd, bleibt „straight" dabei, lässt sich nicht ablenken usw.

Zeigt sie dann noch hohe Fähigkeiten und Kompetenzen, dann kann sie damit extrem erfolgreich werden und Spitzenpositionen in Berufen erreichen.

Das Gesagte macht sofort deutlich, dass wir es auch hier wieder mit einem *Dosisproblem* zu tun haben: Eine Norm, die zwar verbindlich ist, aber nicht völlig dominant, eine Norm, die von einer Person kontrolliert wird (und die nicht die Person kontrolliert) und von der sich die Person distanzieren kann, kann als ein (zusätzlicher) Motivator sehr effektiv sein! Und damit stellt sie in hohem Maße eine potenzielle Ressource dar.

Wenn eine Person erfolgreich sein möchte, muss sie keineswegs auf eine entsprechende Norm verzichten (was therapeutisch auch wahrscheinlich gar nicht erreichbar wäre!). Sie muss allerdings lernen, der Norm einen anderen Stellenwert zu geben: Die Norm muss aufhören, der absolut dominante Motivator zu sein!

Normen definieren Ziele, die eine Person erreichen soll, oder „Standards", die eine Person erfüllen soll. Das Problem ist jedoch, dass diese Ziele oder Standards manchmal klar definiert sind, aber oft auch nicht: *Die Norm gibt manchmal nur sehr grobe oder unklare Ziele vor*. Daraus resultiert psychologisch aber ein unmittelbares Problem: *Ein unklar definiertes Ziel oder ein unklarer Standard ist auch nicht wirklich erfüllbar,* da die Person nicht angeben kann, wann genau er erfüllt ist. Damit treibt das Ziel die Person zwar an, definiert aber kein Ende der Aktion, also keinen Zustand, wann das Ziel erreicht ist und damit nicht weiter verfolgt werden muss. Solche Ziele sind „unstillbar" (Gollwitzer, 1999), d.h. die Person muss immer weiter machen und kann ihre Bemühungen niemals einstellen („höher, schneller, weiter"). Solche Normen neigen stark dazu, eine Person „zu versklaven", zu stressen, zu überfordern usw. In einer solchen Form stellt eine Norm zweifellos *keine* Ressource dar: Sie ist vielmehr ein Kostenfaktor!

Um Normen „funktional" zu machen, ist es therapeutisch wesentlich, die Ziele und Standards *genau zu klären,* genau zu definieren und zu erarbeiten, was genau das Ziel ist, *wann es erreicht ist und was daraus folgt, wenn es erreicht ist*. Und: Das gesetzte Ziel sollte nicht nur klar sein, es sollte auch für die Person *realistisch* sein und damit sollte ein Klient genau diesen Aspekt in der Therapie untersuchen.

Eine Person kann jedoch eine starke Norm mit sehr klaren Zielen aufweisen und das bedeutet: *Sie weiß genau, was sie will!* Dies erleichtert es ihr, Entscheidungen schnell und sicher zu treffen und es fördert auch eine hohe Handlungsorientierung. Die Person grübelt nicht, sie analysiert auch nicht lange, sie trifft schnell Entscheidungen und setzt diese dann schnell und effektiv in Handlungen um: Auch dies kann (bei entsprechender Kompetenz) stark zum beruflichen Erfolg beitragen. Eine Person mit klaren Zielen kann meist auch Konfliktsituationen relativ schnell lösen: Sie weiß schnell, welchen Teilen des Konfliktes sie Priorität einräumt, kann dann entscheiden und ist meist nach der Entscheidung konfliktfrei.

Aber auch andere Normen wirken sich entsprechend aus: Die Norm, gründlich und genau zu sein, führt zu extrem gründlichem Handeln. Eine Person prüft alles mehrfach, macht sehr wenige Fehler, übersieht nichts. usw. Bei entsprechenden Jobs kann das zu erheblichem Erfolg verhelfen.

Damit eine Norm von einem „Antreiber" zu einer Ressource werden kann, ist es erforderlich, dass die Person

- klärt, was genau ihr Ziel ist, also ihre Standards klar definiert;
- für sich reflektiert, ob sie dieses Ziel überhaupt will, d.h. ob es mit ihren impliziten Motiven kompatibel ist;
- reflektiert, ob dieses Ziel im Hinblick auf ihre Kompetenzen realistisch ist;
- darauf achtet, dass die Norm nicht überhandnimmt, also lernt, auf ihre Grenzen zu achten, lernt, auch anderen Zielen Raum zu geben usw.

3.2.5 Regeln

Setzt eine Person Regeln, dann entwickelt sie klare Erwartungen darüber, wie Interaktionspartner mit ihr umzugehen haben, was sie tun sollen oder nicht tun dürfen. Und die Person setzt dann mit hoher Wahrscheinlichkeit diese Erwartungen auch interaktionell durch (es sei denn, es gibt konfligierende Normen, mangelnde Kompetenzen o.Ä.!). Damit hat die Person, in bestimmten Kontexten, sehr klare Vorstellungen davon, wie Interaktionen mit anderen Personen abzulaufen haben. Sie versucht damit dann auch, über ihre soziale Umwelt in hohem Maße Kontrolle auszuüben. Das erhöht die Wahrscheinlichkeit dafür, dass sie

- (zumindest zum Teil) soziale Situationen unter Kontrolle hat,
- bestimmt, was passiert und was nicht,
- soziale Ziele recht gut durchsetzen kann,
- verhindern kann, dass sie selbst ausgebeutet, eingespannt u.a. wird.

Und erneut haben wir das *Dosis-Problem:* Setzt die Person ihre Vorstellungen stark durch, sodass Interaktionspartner sich ausgenutzt fühlen, dann führt das Handeln zu hohen interaktionellen Kosten!

Entwickelt eine Person jedoch realistische Erwartungen, mit denen sie ihre „Rechte wahrt", ihre Domäne abgrenzt o.Ä., und setzt sie *diese* Art von Regeln sozial angemessen durch, dann ist sie „sozial assertiv", vertritt ihre Rechte und lässt sich nicht ausbeuten: Solche Arten von Regeln sind von hoher positiver Bedeutung und sichern eine hohe Lebensqualität! Die Person muss daher sehr genau reflektieren,

- welche Regeln sie wirklich will und welche ihr „guttun";
- wie genau sie diese Regeln interaktionell „durchsetzt" und von welchen Strategien sie besser Abstand nehmen sollte;
- welche Regeln sie flexibel behandeln sollte;
- in welchen Kontexten, bei welchen Personen sie welche Regeln anwenden sollte und welche nicht;
- auf welche Regeln sie besser ganz verzichten sollte.

3.2.6 Manipulative Strategien

Durch die Verwendung von Images und Appellen oder durch die Verwendung komplexer manipulativer Strategien kann sich eine Person erhebliche Vorteile verschaffen. Durch manipulative Strategien kann man Ziele durchsetzen, die man normalerweise nicht (oder nicht jetzt oder in dieser Weise u.a.) erfüllt bekommt, kann sich Vorteile verschaffen, Freiräume sichern usw. Man kann Interaktionspartner für eigene Ziele einspannen, man kann sich Sonderrechte verschaffen, dafür sorgen, dass einem Interaktionspartner Arbeiten oder Verpflichtungen abnehmen, einen entlasten usw.

Man kann auf diese Weise auch Ziele durchsetzen, die man auf direktem, authentischem Weg nie erreichen könnte, weil ein Interaktionspartner nie einsehen würde, den anderen solche Privilegien einzuräumen. Manipulative Strategien stellen daher eine sehr wesentliche soziale Kompetenz dar und sind eine erhebliche potenzielle Ressource!

> Hier gilt im Hinblick auf Ressourcen prinzipiell das Gleiche wie bei Regeln:
> Die Person muss
> - verstehen, dass sie manipuliert und warum sie das tut.
> - verstehen, welche interaktionellen Kosten aus der Manipulation erwachsen oder erwachsen können.
> - reflektieren, ob sie diese Kosten wirklich will.
> - daraufhin lernen, welche manipulativen Strategien sie beibehalten kann und auf welche sie verzichten muss (da die interaktionstoxisch sind).
> - reflektieren, in welche Handlungen sie die Manipulation kleiden will.
> - lernen, in welchen Kontexten und bei welchen Interaktionspartnern sie was tun sollte und was nicht.
> - überlegen, in welcher Dosierung sie manipulieren sollte.
> - akzeptieren, auf einige Ziele zu verzichten, deren Verfolgung hoch „interaktionstoxisch" ist.
> - immer im Blick haben, wieder Ausgleich beim Partner zu schaffen, also für Reziprozität sorgen.

3.3 Probleme mit den Ressourcen

An den Darstellungen ist schon deutlich geworden, dass Personen mit PD meist in hohem Ausmaß über *potenzielle Ressourcen* verfügen, die sie prinzipiell gut nutzen könnten. Und sie zeigen deutlich, dass eine PD nicht „pathologisch" ist, sondern nur eine ungünstige Konstellation psychischer Variablen darstellt. Damit müssen Klienten mit PD auch nicht „ihre Persönlichkeit ändern" und alle ihre bisherigen Annahmen, Ziele und Handlungen ändern. (Es ist sowieso zweifelhaft, ob Psychotherapie wirklich „die Persönlichkeit" ändern kann, da man z.B. Schemata und Gewohnheiten nicht „löschen", sondern nur hemmen kann, Klienten an Grenzen ihrer Veränderungsbereitschaft stoßen usw. usw.)

> Deutlich wird aber auch, *dass die Sachlage bei den Ressourcen von PD komplex ist:* Um sie nutzbar zu machen, müssen *erst viele Bedingungen geschaffen werden,* und es bedarf komplexer therapeutischer Maßnahmen, um die potenziellen Ressourcen wirklich nutzbar zu machen.

Ein spezielles Problem liegt darin, dass Klienten mit PD besondere Voraussetzungen in die Therapie mitbringen (vgl. Sachse, 2019a, 2019b):

- Sie sind wenig änderungsmotiviert.
- Sie sind hochgradig beziehungsmotiviert.
- Sie vermeiden stark bestimmte Themen.

- Sie reagieren aufgrund ihrer Schemata hyper-allergisch auf bestimmte Inhalte.
- Sie sind stark manipulativ.

Das bedeutet therapeutisch, dass erst einmal bestimmte Bedingungen in der Psychotherapie geschaffen werden müssen, bevor ein Therapeut überhaupt an einem Aufbau von Ressourcen arbeiten kann, z. B.:

- Ein Therapeut muss Vertrauen beim Klienten aufbauen durch eine intensive komplementäre Beziehungsgestaltung.
- Ein Therapeut muss angemessen mit Manipulationen umgehen und „Tests“ bestehen.
- Ein Therapeut muss Änderungsmotivation beim Klienten entwickeln.

> Ein Therapeut muss bei PD-Klienten viele Bedingungen im Therapieprozess erst aufwendig schaffen, ehe er auch nur ansatzweise an der Freisetzung von Ressourcen arbeiten kann. *Eine Therapie mit PD bedeutet, dass Therapeuten nicht zu Therapiebeginn einfach Ressourcen „aktivieren“* können und dass sie zur Ressourcen-Freisetzung spezifische Strategien benötigen! Daher kann eine Freisetzung von Ressourcen bei PD-Klienten nur im Rahmen einer Gesamttherapie einer PD erfolgen. Solche Strategien werden z. B. von der Klärungsorientierten Psychotherapie bereitgestellt.

Das alles ist sehr aufwändig und braucht Zeit: Es ist aber unbedingt erforderlich, damit im Prozess die Bedingungen geschaffen werden können, die für eine Ressourcen-Bearbeitung erforderlich sind.

Ein besonderes Problem sind die dysfunktionalen Schemata: Eine Person mit PD weist immer dysfunktionale Selbst- und Beziehungsschemata auf: Zweifel an sich selbst, der eigenen Kompetenz usw. Und Zweifel daran, dass Beziehungen funktionieren bzw. Annahmen, dass sie ungünstig sind. Dies macht die Person z. B. kritikempfindlich, erzeugt eine geringe Selbst-Effizienz-Erwartung, starke Selbstzweifel und es erzeugt Misstrauen, Erwartungen negativer Interaktionen usw. Damit beeinträchtigen sie Handlungen, führen zu ungünstigen Interpretationen, zu Erwartungen von Misserfolg; sie führen dazu, dass man sich nicht auf andere verlässt, nicht kooperiert etc. Alle diese Aspekte beeinträchtigen aber die Effizienz des Handelns und die eigene Selbstregulation.

Diese Aspekte kann man bei allem Wohlwollen *nicht* als Ressourcen bezeichnen, es sind vielmehr Aspekte, die eine Selbstregulation eindeutig (u. U. sehr stark) behindern. *Und damit „sabotieren“ diese Schemata die Person in der Nutzung ihrer Ressourcen.* Daher ist es auch erforderlich, im Prozess diese Schemata zu klären und zumindest ansatzweise zu bearbeiten, bevor auch nur ansatzweise an einer Bearbeitung von Ressourcen zu denken ist!

> Das aber bedeutet: Die Ressourcen, die eine Person bei der Entwicklung einer PD in ihrer Biografie entwickelt hat, sind heute nicht bloß „deaktiviert“, „verschüttet“ oder „schwer zugänglich“, sodass man sie „aktivieren“, salient machen oder „auf den Schirm holen muss“. *Vielmehr werden die Ressourcen durch dysfunktionale Prozesse aktiv gehemmt und blockiert: Die Person sabotiert sich durch ihre Strukturen selbst!*

Daher reicht eine „Ressourcen-Aktivierung" im engeren Sinne bei Klienten mit PD keineswegs aus: Darüber hinaus müssen auch die hemmenden, dysfunktionalen Prozesse bearbeitet werden, damit die Person ihre Ressourcen überhaupt wieder nutzen kann.

> Ein zweiter wesentlicher Grund dafür, warum potenzielle Ressourcen bei Klienten mit PD nicht wirklich als Ressourcen funktionieren, liegt in den Aspekten von Normen, Regeln und Manipulationen selbst: Denn diese Aspekte sind Probleme und Ressourcen gleichzeitig, je nach *Dosierung*, Kontext o.Ä. Daher ist es a priori nie möglich zu sagen, Y sei eine Ressourcen und Z sei ein Problem!

Eine Norm ist ein „Antreiber", und bis zu einem bestimmten Punkt ist das positiv. Geht die Person jedoch über ihre eigenen Belastungsgrenzen, ignoriert sie Stress, überfordert sie sich o.Ä., dann wirkt der Antreiber negativ und erzeugt (massive) Kosten. Eine Norm kann als eine extrinsische Motivation auch so stark werden, dass die Person wichtige implizite Motive nicht mehr wahrnehmen kann und/oder sie ignoriert und das führt langfristig zu (massiver) Unzufriedenheit.

Auch eine Regelsetzung funktioniert nur dann, wenn die Person andere nicht ausbeutet und Interaktionspartner und deren Bedürfnisse weiterhin respektiert. Eine sehr starke „Regelsetzer-Struktur" erzeugt aber fast immer interaktionelle Kosten, da Interaktionspartner sich langfristig nicht kontrollieren, ausbeuten etc. lassen wollen. Verletzt die Person die „Reziprozitätsregel", also die Regel, dass in einer Beziehung beide Partner ungefähr gleich stark von der Beziehung profitieren sollten und ungefähr gleich viel für die Beziehung tun sollten, dann wird der kontrollierte Interaktionspartner unzufrieden und ärgerlich und die Beziehung verschlechtert sich (stark). Und wenn eine Person in hohem Maße Regeln setzt und durchsetzt, dann fühlt sich der Interaktionspartner schlecht behandelt: Das Regelsetzer-Verhalten wird „interaktionstoxisch".

Das Gleiche gilt für Manipulationen: Man kann einen Interaktionspartner ohne Weiteres manipulieren, wenn man das *dosiert* und in den richtigen Situationen tut und, vor allem, wenn man dadurch die Reziprozitätsregel nicht verletzt. D.h. man kann mal von Interaktionspartnern mehr bekommen, als man gibt, man muss das aber zu einem anderen Zeitpunkt kompensieren. Übertreibt man es aber mit der Manipulation und verletzt die Reziprozitätsregel, dann wird ein Interaktionspartner unzufrieden, weigert sich, der Manipulation zu folgen, wird ärgerlich und die Beziehung kann sich erheblich verschlechtern.

> Bei diesen drei Aspekten kann man also erkennen:
> - Wohl dosiert angewandt, in den richtigen Situationen verwendet und unter der eigenen Kontrolle können Normen, Regeln und Manipulationen große Ressourcen darstellen.
> - „Überdosiert", in falschen Situationen angewandt oder ohne Kontrolle durch die Person können diese Aspekte (sehr) schädlich wirken: Sie führen nicht nur dazu, dass die Aspekte nicht mehr wie Ressourcen wirken, sie kehren die positiven Effekte sogar um: Diese Aspekte wirken (hochgradig) „interaktionstoxisch" und erzeugen hohe Kosten.

Um diesen Aspekten wieder einen Ressourcen-Charakter zu verleihen,

- muss eine Person *erkennen, was sie tut:* Sie muss ihre Normen, Regeln und Manipulationen kennen und wissen, warum sie sie verwendet;
- muss die Person erkennen, dass eine ungünstige Verwendung dieser Strategien zu (hohen) Kosten führt, sie muss verstehen, wie das auf Interaktionspartner wirkt, und dass man solche Strategien in der Weise nie „ungestraft" verwenden kann;
- muss sie sich dazu entscheiden, dass ihr gute Beziehungen wichtig sind, und dazu, dass sie, um solche Beziehungen aufzubauen, Normen, Regeln und Manipulationen *in den Griff bekommen* muss, dass sie also therapeutisch aktiv etwas tun muss;
- muss sie erarbeiten, in welchen Situationen, in welcher Intensität sie was tun kann, um Gewinne zu erzielen, und in welchen Situationen sie was nicht tun sollte.

Auch an diesen Aspekten wird deutlich, dass „Ressourcen-Aktivierung" *bei Klienten mit PD ein komplexer therapeutischer Prozess ist.*

3.4 Das „Dosierungsproblem"

Wie deutlich geworden ist, stellen bei Klienten mit Persönlichkeitsstörungen Normen, Regeln und Manipulationen *eine ganz spezielle Art von potenziellen Ressourcen* dar: Unter bestimmten Bedingungen wirken diese Aspekte im System des Klienten hochgradig dysfunktional und erzeugen hohe Kosten. *Aber:* Unter bestimmten anderen Bedingungen können diese Aspekte *zu Ressourcen werden* und mehr Gewinne als Kosten produzieren!

Eine der zentralen Bedingungen, die darüber entscheidet, welcher Effekt eintritt, ist die „Dosierung": In einer gezielten Dosierung haben die Aspekte durchaus positive Effekte, bei zu hoher Dosierung erzeugen sie negative und bei sehr hoher Dosierung sehr negative Effekte. Man kann sagen, dass bei sehr niedriger Dosierung auch eher negative Effekte eintreten bzw. positive Effekte entfallen. Es gibt dann eine *optimale Dosis,* bei deren Realisation die meisten positiven Effekte entstehen und die wenigsten Kosten. Bei Dosis-Steigerung sinken dann die positiven Effekte und negative Effekte nehmen stark zu. Abbildung 3 stellt eine solche Funktion dar.

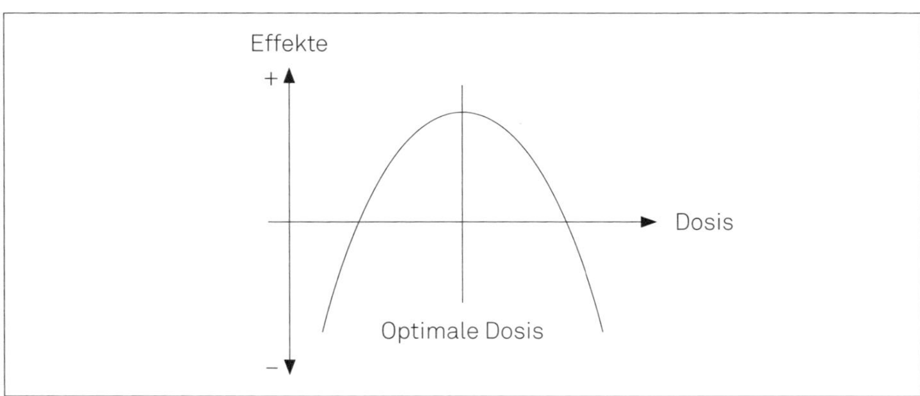

Abbildung 3: Normen, Regeln, Manipulation

Der Verlauf der Kurve hängt wahrscheinlich vom jeweiligen Inhalt ab (worum es bei der Dosis geht) und vom jeweiligen Kontext. Es kann sein, z. B. bei Regeln, dass eine leichte Dosis-Erhöhung schon sehr schnell zu negativen Effekten führt. Abbildung 4 stellt das dar.

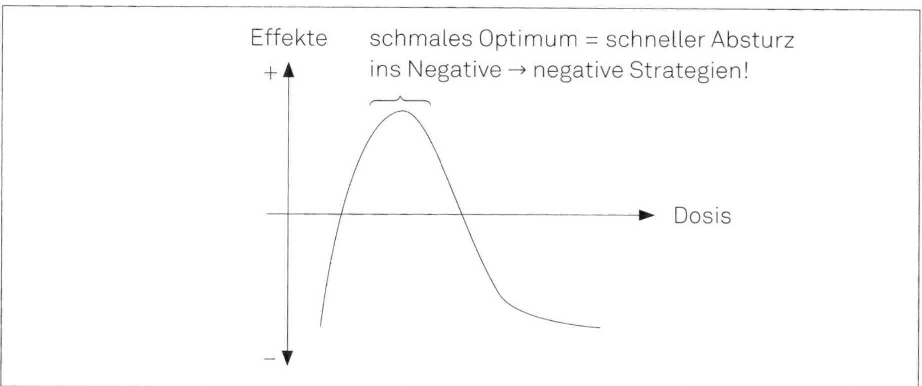

Abbildung 4: Effekte in Abhängigkeit von der Dosierung von Regeln

Dies alles zeigt, dass in der Therapie eines jeweiligen Klienten *sehr genau analysiert werden muss,*

- welche Art von Handeln ein Klient realisiert und auf welche Aspekte (z. B. Normen, Regeln u. a.) das zurück geht;
- wie das im Kontext, z. B. auf Interaktionspartner, wirkt;
- was negative Wirkungen auslöst;
- worauf Interaktionspartner eher positiv reagieren würden;
- wie ein angemessenes Handeln aussehen kann;
- wie Normen, Regeln usw. modifiziert werden müssen, um der Person ein funktionales Handeln zu ermöglichen.

Eine interessante Frage ist auch, was genau mit „Dosis" gemeint ist: Welche Aspekte werden „überdosiert" oder „falsch dosiert"?

Man kann dies exemplarisch an Manipulationen deutlich machen: Realisiert eine Person eine Manipulation, z. B. indem sie versucht, einen Interaktionspartner für ihre Zwecke „einzuspannen", dann kann die Manipulation auf verschiedenen „Dimensionen" variieren.

1. *Impact: Druck auf den Interaktionspartner*
   Realisiert eine Person eine Manipulation, kann sie das mit leichtem Druck tun: Sie kann deutlich machen, dass „es ihr angenehm wäre", wenn der Interaktionspartner xy tun würde. Sie kann aber auch mehr Druck ausüben, z. B. indem sie deutlich macht, dass es ihr schlecht geht und dass der Interaktionspartner dafür zuständig sei, dass es ihr besser geht.

Und sie kann den Druck bis zu einer Erpressung steigern: „Entweder Du tust xy oder ich verlasse Dich!"

2. *Art der manipulativen Strategie*
   Zur Verfolgung ihrer Interaktionsziele kann die Person verschiedene manipulative Strategien verwenden: Positive oder negative Strategien, verschiedene Arten von Interaktionsspielen, unterschiedliche Arten von Images und Appellen.
3. *Flexibilität*
   Flexibilität bedeutet z. B.,
   - dass die Person ihren Impact und ihre Strategie an den jeweiligen Interaktionspartner anpassen kann: Bei Interaktionspartner A macht sie X, bei Interaktionspartner B macht sie Y;
   - dass die Person sich an den Kontext anpassen kann; und
   - dass die Person unter Umständen auch auf Manipulation ganz verzichten kann.

   Die Variable „Flexibilität" ist von besonderer Bedeutung: Denn wenn eine Person flexibel ist, kann sie die Art der Strategie, die Dosis anpassen und so ungünstige Strategien, die Interaktionspartner verärgern, oder Überdosierungen, die die Reziprozitätsregel verletzen, verhindern.

D. h. eine Strategie funktioniert besonders dann als Ressource, d. h. hat besonders stark positive Effekte, je flexibler eine Person sie einsetzen kann, und sie funktioniert umso stärker als Problem, je rigider die Person sie einsetzt. Abbildung 5 stellt dies dar.

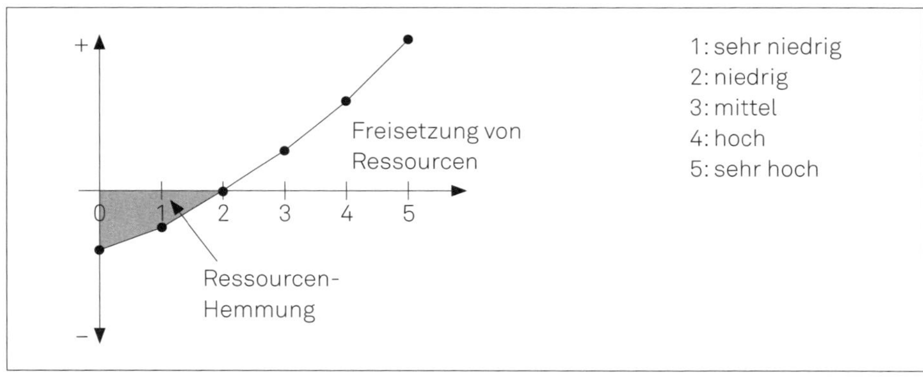

Abbildung 5: Flexibilität der Strategie

4 Therapeutische Förderung von Ressourcen bei Klienten mit Persönlichkeitsstörungen

4.1 Einleitung

Wie deutlich geworden ist, kann man bei Personen mit PD Ressourcen nicht „aktivieren“, man muss sie vielmehr innerhalb eines komplexen therapeutischen Prozesses „freisetzen“, indem man vor allem *die* psychischen Komponenten modifiziert, die eine konstruktive Nutzung potenzieller Ressourcen verhindern. Daher setzt eine Ressourcenfreisetzung bei PD immer voraus, dass Therapeuten eine vollständige Klärungsorientierte Psychotherapie (KOP) durchführen, in die sie dann spezifische Maßnahmen zur Ressourcenfreisetzung einbetten.

4.2 Psychotherapie bei Persönlichkeitsstörungen

Zur Psychotherapie bei PD gibt es eine umfängliche Literatur.[5] Daher soll auf die allgemeinen therapeutischen Prinzipien und Vorgehensweisen hier nicht im Detail eingegangen werden. Vielmehr sollen kurz spezielle Aspekte der Therapie unter der Perspektive der Ressourcenfreisetzung behandelt werden.

4.2.1 Phasen der Therapie

Ein Therapeut sollte sich auch hier an die Therapie-Phasen halten und in jeder Phase spezifische Prozessziele verfolgen, bestimmte therapeutische Strategien umsetzen bzw. nicht umsetzen.

Phase 1 ist die Phase der Beziehungsgestaltung und des Aufbaus therapeutischen Vertrauens. Hier realisieren Therapeuten vor allem komplementäre Beziehungsgestaltung sowie sogenannte „Marker“, also Interventionen, die dem Klienten deutlich machen, wie er konstruktiv mit Inhalten umgehen könnte, sodass der Klient dies langsam verarbeitet und irgendwann im Prozess umsetzt. Diese Marker sind insbesondere „vertiefende Interventionen“. In dieser Phase sind Interventionen zur Freisetzung von Ressourcen noch nicht sinnvoll: Potenzielle Ressourcen müssen ja erst herausgearbeitet und geklärt werden, ehe sie systematisch entwickelt werden können.

Phase 2 dient der Entwicklung von Änderungsmotivation und Arbeitsaufträgen: Hier realisiert ein Therapeut in hohem Maße konfrontative Interventionen. Dies hat zur Folge, dass schon viele Aspekte potenzieller Ressourcen deutlich werden und herausgearbeitet werden können, wie

- bestimmte Normen der Person,
- Regeln einer Person,
- die Art, wie eine Person Regeln sozial durchsetzt,
- Manipulationen,
- die Kosten von Normen, Regeln und Manipulationen.

Durch dieses Vorgehen wird eine zentrale Voraussetzung für eine Förderung von Ressourcen geschaffen, indem die *potenziellen* Ressourcen schon zu einem großen Teil klar herausgearbeitet werden; allerdings wird hier ihre Ressourcen-Funktion selbst noch nicht klar!

In *Phase 3* geht es um *Klärung:* Hier werden vor allem dysfunktionale Schemata geklärt, aber auch Normschemata und z. T. auch Regelschemata. Da, wie wir gesehen haben, die dysfunktionalen Selbst- und Beziehungsschemata Ressourcen hochgradig behindern, ist die Phase die Voraussetzung dafür, dass diese „Blockaden" in der nächsten Phase systematisch bearbeitet (und beseitigt) werden können. In dieser Phase wird auch erarbeitet, *ob* ein Klient ein hohes Alienationsniveau aufweist und es wird spezifiziert, in welchen Bereichen (Beziehungen, Beruf usw.) dies der Fall ist sowie welche Motive betroffen sind. Dies ist die Voraussetzung dafür, in der nächsten Phase diese Alienation abzubauen.

In *Phase 4* geht es zentral um eine therapeutische Bearbeitung von Schemata, von Selbst-, Beziehungs- und normativen Schemata, also um eine Schema-Hemmung und eine Entwicklung alternativer Schemata. Dazu werden vor allem therapeutische Methoden im Rahmen des „Ein-Personen-Rollenspiels" (EPR) verwendet, also kognitive, emotionale, motivationale und affektive Techniken (vgl. Sachse, Püschel, Fasbender & Breil, 2008). In dieser Phase wird dann auch ein Alienationsreduktionstraining durchgeführt, falls der Klient eine Alienation aufweist. Und, in diesem Zusammenhang besonders wichtig: In dieser Phase wird speziell an der Freisetzung von potenziellen Ressourcen gearbeitet.

4.2.2 Klärung und Bearbeitung dysfunktionaler Schemata

Wie ausgeführt, muss man in einer Therapie dysfunktionale Schemata als *Hindernisse* für eine konstruktive Nutzung potenzieller Ressourcen betrachten. Daher ist es für eine Förderung potenzieller Ressourcen unabdingbar, dysfunktionale Selbst- und Beziehungsschemata genau herauszuarbeiten und zu bearbeiten. Beispielsweise beeinträchtigt eine Annahme einer Person, keine ausreichende Selbsteffizienz zu haben, stark die Motivation der Person und sabotiert damit systematisch konstruktives Handeln. Eine solche Annahme muss daher systematisch gehemmt werden, und es muss eine funktionale Alternativ-Annahme entwickelt werden, die der Person eine Ressourcen-Nutzung erlaubt.

4.3 Grundsätzliche Vorgehensweisen bei der Förderung potenzieller Ressourcen

4.3.1 Einleitung

Wie wir bei der Diskussion von Normen, Regeln und Manipulationen gesehen haben, wirken diese Aspekte bei der Person *aktuell negativ:* Sie erzeugen der Person Kosten, d.h. so, wie die Person sie aktuell verwendet, wirken sie *dysfunktional!* „Potenzielle Ressourcen“ sind sie nur deshalb, weil sie unter Umständen in „geringerer Dosierung“, anderer Formulierung und bei einer angemessenen sozialen Realisation durchaus positiv wirken *können.*

Aus dem aktuellen Zustand der Normen, Regeln und Manipulationen und aus der aktuellen Realisation lässt sich aber nicht ohne Weiteres erkennen, *ob* einer dieser Aspekte überhaupt als Ressource wirken könnte, wie er aussehen müsste, *um* als Ressource zu dienen und wie der Aspekt sozial realisiert werden müsste, um als Ressource zu fungieren!

Anfänglich hat ein Therapeut lediglich das Wissen, dass Normen, Regeln und Manipulationen *prinzipiell als Ressource fungieren können!* Also lohnt es sich, im Therapieprozess dieser Frage nachzugehen. Aber die Frage, wie man aus einem „Kostenfaktor“ einen „Ressourcenfaktor“ macht, ist nicht leicht zu beantworten, sie ergibt sich keineswegs „von selbst“.

Ob ein bestimmter psychologischer Faktor als Ressource wirken kann, ist immer auch vom jeweiligen *Kontext* abhängig. Therapeut und Klient müssen gemeinsam *bestimmte Analysen durchführen,* um diese Frage beantworten zu können. Diese Analysen sollen hier näher behandelt werden.

4.3.2 Definition der augenblicklichen Normen, Regeln und Manipulationen

Ein wesentliches psychologisches Grundprinzip besagt, dass man ein Problem nur dann systematisch lösen kann, wenn man es definiert und verstanden hat. Dementsprechend kann man auch Normen, Regeln und Manipulationen nur dann ändern, wenn man weiß, wie sie genau lauten. Daher ist es *als Erstes* notwendig zu klären und herauszuarbeiten, wie die Komponenten genau lauten. Man muss bei *Normen* wissen,

- wie genau eine Norm lautet,
- wie verbindlich sie für eine Person ist,
- welche Ziele und Standards sie definiert oder eben nicht definiert,
- welche Konsequenzen auf Kontingenz-Ebene angedroht werden, wenn die Person die Norm verfehlt *und*
- welche kurzfristigen und langfristigen Folgen aus der Norm resultieren, also welche Kosten sie verursachen.

Um das zu beurteilen, muss man den Kontext der Person in die Analyse einbeziehen: Man muss analysieren, welche Interaktionspartner wichtig sind und wie die auf welche Klienten-Handlungen (wahrscheinlich) reagieren werden.

Bei *Regeln* muss man wissen,
- wie die Regel genau heißt,
- wie die Einzelkomponenten der Regel genau lauten,
- welche (kompensatorische) Funktion die Regel im System des Klienten hat, was ein Klient mit der Regel will *und*
- wie ein Klient die Regel sozial umsetzt,
- welche Konsequenzen und vor allem Kosten aus der Regel resultieren.

Auch an dieser Stelle sind Kontextanalysen erforderlich.

Bei *Manipulation* muss man wissen,
- dass der Klient manipuliert,
- wen und wie er genau manipuliert: Images, Appelle, Strategien,
- mit welchen Zielen der Klient manipuliert,
- welche positiven Effekte er erhofft oder erreicht,
- welche negativen Konsequenzen und Kosten resultieren.

Und wiederum muss man hier den Kontext des Klienten einbeziehen. Derartige Analysen werden in der Regel in den Phasen 2 und 3 durchgeführt.

4.3.3 Entscheidung zur Veränderung

Die Veränderung von Normen, Regeln und Manipulationen hin zu Ressourcen-Faktoren ist therapeutisch aufwendig und erfordert viel Arbeit und Anstrengung. Klienten werden dies nur tun, wenn sie dazu *hoch motiviert* sind, d.h. wenn sie eine *Entscheidung* dazu gefällt haben und entschlossen sind, nun an einer Veränderung zu arbeiten (Sachse, 2015c; Sachse & Langens, 2015; Sachse, Langens & Sachse, 2012, 2018).

Daher ist es wesentlich, eine solche Entscheidung herbeizuführen. Der erste Schritt besteht in einer *Analyse der Kosten:*
1. Welche kurz- und langfristigen Kosten resultieren aus einer psychischen Komponente (z.B. einer Regel)?
2. Wie relevant sind die Kosten für den Klienten? Welche anderen Ziele werden sabotiert, welche Motive werden sabotiert, wie persönlich relevant sind diese Kosten?
3. Ist dem Klienten wirklich klar, dass er diese Kosten nicht nur „hat“, sondern dass er sie *verursacht* und zwar genau durch diesen Aspekt (z.B. die Regel) und die daraus resultierenden Handlungen?
4. Welche Vorteile würden wegfallen, wenn der Klient auf diesen Aspekt verzichten würde?

Viele Ziele lassen sich nur durch Manipulationen erreichen: Ich kann z.B. nicht zu meinem Partner gehen und ihn bitten, mir Sonderrechte einzuräumen: Sehr wahrscheinlich würde er das nicht tun, weil er sich dadurch ausgenutzt fühlt. *Daher muss ein Klient damit rechnen, dass er, wenn er auf bestimmte Aspekte verzichtet, auch auf bestimmte Ziele verzichten muss.*

Man muss klären, welche das wahrscheinlich sind. Und man muss klären, ob ein Klient bereit ist, darauf zu verzichten, auch unter der Annahme, dass er an anderen Stellen Gewinne erzielen wird (z.B. kann sich seine Beziehung durch Modifikation von Regeln stark verbessern!).

Ein Klient kann dann, z.B. im EPR, alle diese Aspekte disputieren und eine Entscheidung fällen, diese Komponenten systematisch zu verändern („motivationales EPR"; siehe hier Sachse, Püschel et al., 2008).

4.3.4 Analyse der Aspekte, die verändert werden müssen

Will eine Person eine bestimmte Komponente, z.B. eine Regel modifizieren, dann will sie aus einem Kostenfaktor einen Ressourcenfaktor machen. Um dies aber tun zu können, muss sie wissen, welche Aspekte der augenblicklichen Regel ungünstig, also für die Kosten verantwortlich sind und damit modifiziert werden sollten. Hier geht es also darum, den *Kontext des Klienten* in hohem Maße in die Analyse einzubeziehen.

Dann kann ein Therapeut den Klienten bitten zu imaginieren, wie eine bestimmte Person wohl auf eine Regel reagieren würde bzw. darauf reagieren würde, wenn ein Interaktionspartner die Regel sozial in einer bestimmten Weise durchsetzt (z.B. eine schroffe Forderung stellen, „Befehle geben", Drohen, Interaktionspartner strafen usw.). Oder der Therapeut kann den Klienten bitten zu imaginieren, wie er selbst reagieren würde, wenn ein Interaktionspartner in dieser Weise mit ihm umgehen würde:
- Würde es ihn verärgern?
- Würde es Reaktanz auslösen?
- Würde es die Wahrscheinlichkeit reduzieren, dass der Interaktionspartner die Regel erfüllt?
- Oder wäre es angenehm?
- Würde es die Wahrscheinlichkeit erhöhen, dass ein Interaktionspartner die Regel erfüllt?

Auf diese Weise werden verschiedene Aspekte der Regel selbst durchgegangen und systematisch geprüft, also z.B.
- die Formulierung der Regel,
- die Straftendenz,
- die Abschaltung der Empathie usw.

Aber es werden auch Aspekte der sozialen Realisation der Regel getestet, also das Handeln, das der Klient realisiert, um eine Regel zu verkünden, einzusetzen oder durchzusetzen:

- Wie wirkt das Verhalten auf Interaktionspartner?
- Was löst es aus?
- Welche negativen Emotionen oder Intentionen werden erzeugt?
- Welche Aspekte des Handelns werden als unangenehm oder unangemessen betrachtet?
- Und welche als angenehm oder angemessen?

Dadurch kann eine *Problemdefinition* erarbeitet werden:
- Welche Aspekte der Regel selbst sind unangemessen (zu krass, zu absolut, zu unflexibel, zu anspruchsvoll o.Ä.)?
- Welche sozialen Handlungen zur Einführung/Durchsetzung der Regel sind unangemessen (zu unfreundlich, respektlos, unempathisch, unverschämt usw.)?

4.3.5 Entwicklung von Alternativen

Sobald klar ist, welche Faktoren, also Normen, Regeln und Manipulationen, existieren, wie sie aktuell aussehen, welche Kosten sie haben und wodurch diese Kosten genau zustande kommen, kann therapeutisch an der *Entwicklung von Alternativen* gearbeitet werden. Entwicklung von Alternativen bedeutet festzulegen, wie genau eine Norm oder Regel definiert sein kann bzw. worin eine Manipulation bestehen kann, damit die Faktoren mit hoher Wahrscheinlichkeit mehr Gewinne als Kosten produzieren.

Dies kann ein Therapeut wieder mit einem Klienten eruieren, indem er den Klienten bittet, sich in einen bestimmten Interaktionspartner zu versetzen. Dann geht er mit dem Klienten durch,
- auf welche Formulierung einer Regel der Interaktionspartner positiv reagieren würde,
- welche Handlungen ihn nicht verärgern würden, sondern zu eher positiven Reaktionen führen würden usw.

Es soll nun für die wesentlichen potenziellen Ressourcen-Funktionen durchgegangen werden, worauf Therapeut und Klient achten sollten.

4.3.6 Regeln

Um eine Regel so zu definieren, dass sie eher als Ressource, denn als Kostenfaktor fungieren kann, sollten Therapeut und Klient eine systematische Analyse durchführen, bei der sie den folgenden Leitfragen folgen:
- Wie sollte eine Regel angemessen formuliert werden?
- Angemessen kann heißen, sie wird als Erwartung, nicht als Forderung formuliert, als Bitte, nicht als Befehl.
- Angemessen kann auch heißen, sie wird nicht absolut formuliert, sondern so, dass sie in bestimmten Kontexten, Situationen, bei bestimmten Interaktionspartnern gelten soll und in anderen Kontexten nicht.

- Angemessen kann heißen, dass Ausnahmen definiert werden, dass Empathie für einen Interaktionspartner ermöglicht wird u. a.
- Angemessen heißt vor allem, dass Strafen nicht definiert werden und Konsequenzen eines „Regelverstoßes“ sozial angemessen bestimmt werden.

Vor allem über die soziale Einführung/Durchsetzung von Regeln sollte man sprechen:
- Wie will ein Klient eine Regel sozial einführen?
- Authentisch, im Sinne einer Bitte, einer Verhandlung?
- Gibt er eine Erläuterung dazu ab?
- Äußert er eine Erwartung freundlich, respektvoll, widerspruchsermöglichend?
- Wie zeigt er, dass er eine Regelverletzung missbilligt? Als Enttäuschung, Unzufriedenheit? Wieviel Druck will er ausüben und wie will er das machen?

Klient und Therapeut sollten auch genau disputieren, bei welchen Personen der Klient welche Regel wie anwenden will und bei welchen Personen er es nicht tun sollte!

4.3.7 Manipulationen

Prinzipiell die gleichen Überlegungen gelten für manipulative Strategien. Auch da muss sich der Klient fragen:
- Welche interaktionellen Ziele kann ich über Manipulationen erreichen?
- Auf welche muss ich verzichten?
- Welche Manipulationen sind prinzipiell eher angemessen?
- Welche sind „interaktionstoxisch“?
- Welche Person reagiert auf welche Arten von Manipulationen eher positiv und welche eher negativ?
- Wie genau sollte ich manipulativ handeln, damit die Strategie überhaupt positiv wirken kann?
- Auf welche Strategien sollte ich verzichten?
- In welcher „Dosis“ kann ich (bei wem) manipulieren und wo sind die Grenzen, die ich nicht überschreiten sollte?
- Und: Wenn ich einen Interaktionspartner manipuliere, muss ich mich immer fragen, wo und wie ich für den Interaktionspartner *Ausgleich* schaffen kann?
- Der Klient sollte auch erarbeiten, welche interaktionellen Ziele er durchaus auch durch authentisches Handeln erreichen kann und wie dieses Handeln aussehen könnte.

4.3.8 Normen

Im Hinblick auf *Normen* muss eine Person prüfen:
- Wie ist die Norm formuliert, was genau besagt sie? Eine Prüfung bedeutet zu analysieren,
  - ob die Norm zu absolut formuliert ist,
  - ob die Norm zu fordernd formuliert ist,

  - ob die Person „weichere“ Formulierungen finden kann, Ausnahmen zulassen kann usw. oder
  - ob der Klient insgesamt auf die Norm verzichten kann.
- Welche Kontingenzen/Konsequenzen werden in der zweiten Normebene angedroht? Wovor hat der Klient Angst? Solche Annahmen müssen systematisch geklärt werden und sie müssen systematisch bearbeitet und disputiert werden, da sie in den meisten Fällen unrealistisch sind.
- Definiert eine Norm ein klares Ziel oder einen klaren Standard, der bestimmt, wann das Ziel erreicht ist? Falls nein, muss dringend an einer klaren Zieldefinition oder einer Entwicklung von Standards gearbeitet werden.
- Sind die Ziele und Standards realistisch? Kann eine Person diese in einer angemessenen Zeit oder mit einer angemessenen Anstrengung überhaupt erreichen?
- Sind die Ziele und Standards motiv-kompatibel: Entsprechen sie überhaupt wesentlichen Motiven der Person? Will die Person diese Ziele überhaupt wirklich erreichen? Oder hat sie die Ziele und Standards lediglich übernommen und folgt ihnen, obwohl sie diese eigentlich nicht will?
- Wie könnte dann eine angemessene Norm lauten, die die Person auch persönlich akzeptieren kann?

4.3.9 Positives Selbstschema

Das positive Selbstschema (SK+) kann unter Umständen Annahmen enthalten, die unrealistisch sind: D.h. die Person glaubt etwas über sich selbst, was nicht der Realität entspricht. Damit realisiert sie eine Selbsttäuschung (vgl. Sachse, 2020b). Unrealistische Annahmen können sich (stark) negativ auswirken, wenn man z.B. glaubt,

- dass man als Autofahrer so gut ist, mit 180km/h in eine Baustelle fahren zu können, aber einen Unfall verursacht;
- dass man Börsenkurse vorhersehen kann und damit sein Geld oder das von Kunden „verzockt“.

An diesem Problem muss dann therapeutisch gearbeitet werden (vgl. Sachse, Sachse & Fasbender, 2011): Ein Klient sollte erkennen, dass es ok ist, wenn man als Person bestimmte Dinge nicht gut oder gar nicht kann.

Wirkt eine Annahme negativ, dann sollte analysiert werden, welche Kosten sie erzeugt und ob ein Klient motiviert ist, diese Kosten zu reduzieren. Falls ja, wird mit dem Klienten disputiert, wie die Annahme umformuliert werden kann.

Für Narzissten kann dies unter Umständen ein Problem sein, da die Person es als „ehrenrührig“ empfinden kann, einzugestehen, dass sie etwas nicht „sehr gut“ kann. Damit muss als Erstes analysiert werden, welche Annahmen als (einigermaßen) realistisch angesehen werden können und welche nicht. Die als unrealistisch definierten Selbstannahmen müssen dann daraufhin geprüft werden, ob sie sich im Kontext des Klienten negativ auswirken. Solche Annahmen können durchaus eine positive psychische Funktion erfüllen oder sie können irrelevant sein. In dem Fall muss die Person sie auch nicht verändern.

5 Therapeutische Bearbeitung der Alienation

5.1 Einleitung

Alienation, also die mangelnde Repräsentation wichtiger, impliziter Motive durch eine Person, hat gravierende, psychische Konsequenzen. Die Person, die nicht weiß, was ihr guttut, was sie zufrieden macht und/oder die nicht weiß, was ihr nicht guttut und was sie unzufrieden macht, kann oft nur schwer Entscheidungen treffen, trifft falsche Entscheidungen, handelt „an ihren Motiven vorbei" und erzeugt einen Zustand von steigender Unzufriedenheit. Dies beeinträchtigt psychisches Wohlbefinden, führt zu innerem Stresserleben, macht die Person anfällig für Einflüsse von anderen und beeinträchtigt massiv eine Selbstregulation (Sachse, 2020a).

Daher ist es von großer Bedeutung, an einer Alienation therapeutisch zu arbeiten. Eine solche therapeutische Bearbeitung ist jedoch schwierig.

Der Therapeut ist der Erste, der erkennen kann und erkennen *muss,* dass der Klient ein Alienationsproblem aufweist: Denn der Klient kann dies in aller Regel selbst kaum erkennen. Und: Der Therapeut muss eine Hypothese darüber entwickeln, wie sich die Alienation beim Klienten auswirkt, ob sie zu Problemen des Klienten und damit zu Kosten beiträgt und ob sie damit therapierelevant ist. Der Therapeut muss das Problem mit dem Klienten durchgehen, dem Klienten seine Sicht des Problems schildern und mit dem Klienten zusammen eine Therapieentscheidung fällen.

Wenn der Therapeut ein Alienationsproblem erkennt, muss er außerdem

- analysieren, an welcher Stelle des Prozesses das Problem lokalisiert ist: Ist es ein Problem der Wahrnehmung, des Ernstnehmens, des Verstehens der Indikatoren? Davon hängt ab, wo der „therapeutische Ansatzpunkt" zu suchen ist (s. u.).
- analysieren, welche therapeutischen Maßnahmen für den Klienten am ehesten geeignet sind.

5.2 Der Begriff der Alienation

Alienation ist ein von Kuhl geprägter Begriff (Baumann & Kuhl, 2003; Baumann et al., 2005; Beckmann, 1997; Kuhl, 1995; Kuhl & Beckmann, 1994; Kuhl & Kaschel, 2004; Kuhl & Kazén, 1994). Alienation bedeutet „Entfremdung": Gemeint ist damit die Entfremdung einer Person von ihren eigenen impliziten Motiven, Bedürfnissen, Zielen, ihrer „Präferenz-Struktur". Eine Person mit Alienation kann diese nicht (gut) erkennen, wahrnehmen, rekonstruieren oder verstehen. Sie hat von diesen Aspekten keine oder eine unzureichende Repräsentation im Gedächtnis und kann daher im Bedarfsfall diese relevante Information auch nicht abrufen.

Dabei bezieht sich die Entfremdung vor allem auf *implizite,* also für die Erreichung von Zufriedenheit hoch relevante Motive. (Zum Konzept impliziter Motive und den Zusammenhang zwischen Motivbefriedigung, Zufriedenheit und Wohlbefinden siehe: Brunstein, 1993, 1995, 2001, 2006, 2010; Brunstein et al., 1995, 1996, 2007, 2008; Brunstein & Hoyer, 2002; Brunstein & Maier, 1996, 2002, 2005; Brunstein & Schultheiss, 1996; Brunstein, Schultheiss & Grässmann, 1998; Brunstein, Schultheiss & Maier, 1999; McClelland, 1989; McClelland et al., 1989)

Aber auch der Zugang zu sogenannten „expliziten Motiven", also zu solchen, die stark durch Sozialisation geprägt sind und in der Regel der Person leichter zugänglich sind, kann beeinträchtigt sein.

Kennen Personen ihre Motive nicht, dann wissen sie nicht, was sie erreichen wollen, was ihre relevanten Ziele und Standards sind, was ihnen guttut, was sie zufrieden macht. Infolgedessen können sie Entsprechendes *auch nicht gezielt tun, um die relevanten Motive zu befriedigen.* Zu einem großen Teil wissen sie aber auch nicht, was sie *nicht* wollen, was ihnen *nicht* guttut, was sie unzufrieden macht und was sie deshalb *nicht* tun sollten. Wenn Klienten das nicht wissen, bilden *sie Annahmen darüber, was sie wohl wollen könnten,* d.h. sie weisen keine valide Repräsentation, sondern nur eine Spekulation über Ziele auf, aus denen sie aber immer wieder ungünstige Entscheidungen treffen und ungünstige Handlungen ausführen. Oder sie orientieren sich anstatt an impliziten Motiven an eigenen Normen, also an Vermeidungszielen, an Standards, die sie von anderen übernehmen oder an aktuellen Erwartungen von Interaktionspartnern.

Bei hoher Alienation kann eine Person auch nicht (geplant) so handeln, dass sie diese Ziele befriedigt: *Sie lebt damit (mehr oder weniger stark) an ihren (tatsächlichen, relevanten!) Motiven vorbei.* Und sie verfolgt oft Ziele, die zwar kurzfristig positiv wirken, langfristig aber unzufrieden machen.

Dies hat eine *zunehmende (kumulative) Unzufriedenheit zur Folge,* die sich langfristig negativ auf Wohlbefinden, psychisches Funktionieren und auch auf Gesundheit auswirkt.[6]

5.3 Psychologische Wirkung von Alienation

Nach Kuhl unterscheiden sich Personen stark darin, wie gut ihr Zugang zu ihrem eigenen impliziten Bedürfnis- oder Motiv-System ist. Es gibt Personen, die einen *guten Zugang zum eigenen Motivsystem aufweisen* und die demzufolge auch über eine *gute bewusste Repräsentation* ihrer Wünsche und Bedürfnisse verfügen: Sie wissen, was sie wollen oder nicht wollen, was sie brauchen oder nicht brauchen, was sie wünschen, was ihnen wichtig ist, was sie anstreben und was sie vermeiden möchten.

> *Sie weisen daher eine valide kognitive Repräsentation ihrer impliziten Motive und Ziele auf.*
>
> Auf der Grundlage dieser validen Repräsentation können sie Situationen schnell und sicher auf persönliche Relevanz hin prüfen und schnelle und für sie günstige Entscheidungen treffen. Sie können sich demzufolge nach *eigenen internalen Standards* richten, ihr Handeln und ihre Entscheidungen auf ihr eigenes Wertesystem beziehen und ihre Wünsche und Bedürfnisse in ihrem Handeln realisieren. Sie sind damit *selbstregulativ:* Ihr Handeln und ihre Bedürfnisse stehen im Einklang, sind kongruent, sie orientieren sich nach eigenen, internalen Standards. Sie wissen selbst sehr genau, was sie wollen, wofür sie sich entscheiden sollen, was sie anstreben usw. Sie sind an sich selbst orientiert und „im Einklang mit sich selbst". Ihre Handlungen führen zu Effekten, die zu einem Zustand der *Zufriedenheit* führen und zu einem hohen persönlichen Wohlbefinden beitragen.

Dagegen gibt es Personen, die einen *schlechten Zugang* zu ihrem eigenen Bedürfnis- und Motiv-System haben: Sie sind von diesem System entfremdet (= Alienation). Sie weisen keine oder nur eine sehr lückenhafte Repräsentation eigener impliziter Wünsche und Bedürfnisse auf. Die Folge davon ist, dass sie *nicht* wissen, was sie wollen oder nicht wollen, dass sie nicht wissen, was ihnen guttut oder nicht, dass sie nicht wissen, welche Ziele sie verfolgen möchten o. Ä.

Sie weisen damit auch *keine internalen, eigenen Standards auf, an denen sie sich orientieren können. Dadurch ist auch ihre Fähigkeit, sich zu entscheiden, beeinträchtigt.* Sie stehen auch in der Gefahr, an ihren Bedürfnissen und Motiven vorbeizuleben, weil sie ja gar nicht wissen, welches ihre Bedürfnisse sind und sich gar nicht nach internen Standards richten können.

Solche Personen orientieren sich dann oft an expliziten Motiven, die jedoch stark durch Sozialisation geprägt sind und die der Person nicht angeben, was sie tun möchte, sondern was sie tun *sollte:* Folgt sie diesen Motiven, dann kann sie ebenfalls deutlich an ihren zentralen Motiven „vorbeileben". Oder eine Person orientiert sich überwiegend an den Erwartungen von Interaktionspartnern, was in der Regel mit einem sehr hohen Niveau an Alienation verbunden ist.

Personen mit hoher Alienation weisen damit *keine* Grundlage für eine funktionierende Selbstregulation auf. Oder die Personen weisen explizite Ziele auf, an denen sie sich orientieren, die aber mit den impliziten Motiven nicht kompatibel sind: In diesem Fall können sie sich zwar schnell entscheiden, treffen aber Entscheidungen und realisieren Handlungen, *die nicht zu einem Zustand von Zufriedenheit führen* und die Motive auch nicht „sättigen". Solche Personen können sich nicht an eigenen Zielen orientieren, sie können so etwas wie eine Kongruenz innerhalb ihres psychischen Systems gar nicht herstellen (Sachse, 1995a, 1995b, 2006b).

Gerade für relativ schnelle Entscheidungen, Abwägungen usw. ist es unfunktional und z. T. völlig unmöglich, *aktuell in eine Klärung der eigenen Motive einzusteigen.* Da eine solche Klärung schwierig und zeitaufwändig ist, ist sie meist unter solchen Bedingungen nicht durchführbar. Hier ist es nötig, (schnell) *auf eine valide Repräsentation des eigenen Motiv-Systems zurückgreifen* zu können. *Eine solche Repräsentation ist als schnell verfügbare Entscheidungsgrundlage sehr wesentlich.* Ohne eine solche Grundlage (und ohne die Möglichkeit eines aktuellen Zugangs zum Motiv-System) ist eine Selbstregulationsstörung schon vorprogrammiert.

5.4 Ein Modell für die Komponenten einer Alienation

Analysiert man Alienation psychologisch genauer, dann wird deutlich, dass man verschiedene „Ansatzstellen" identifizieren kann, an denen Prozesse zu einer Alienation führen: Das bedeutet, das Alienationsproblem kann auf verschiedene Ursachen zurückgehen bzw. „auf unterschiedlichen Ebenen" ansetzen. Abbildung 6 veranschaulicht dies (vgl. hierzu: Langens & Sachse, 2014; Sachse, 2018a; Sachse & Langens, 2014a, 2014b, 2014c).

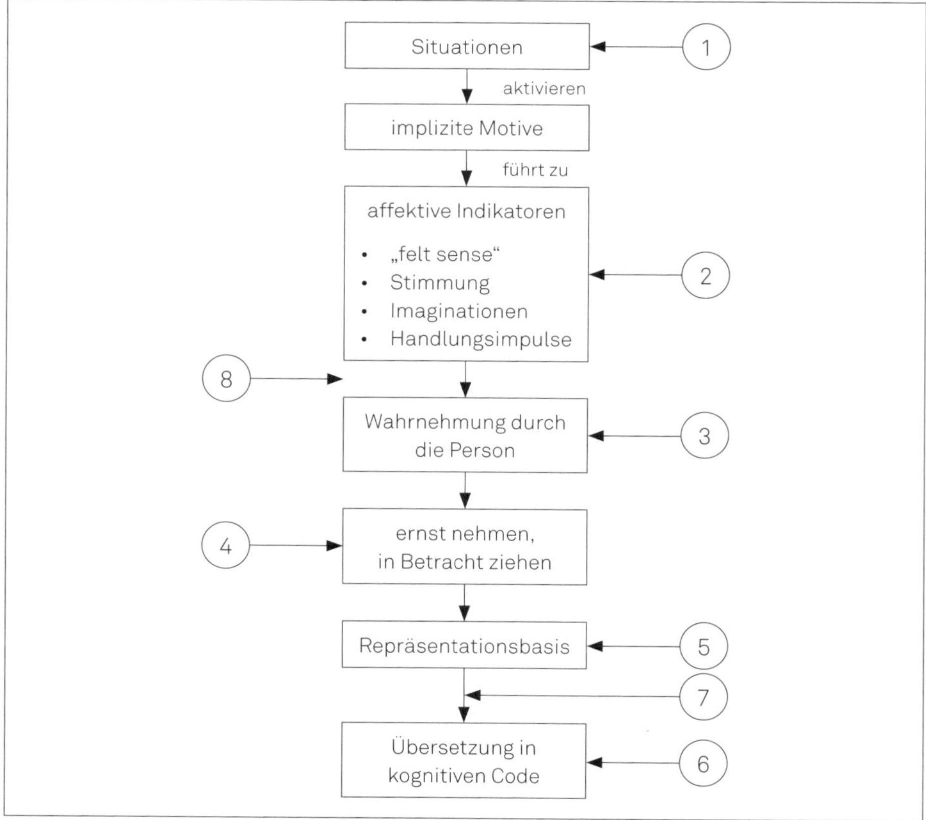

Abbildung 6: Teilprozesse der Repräsentation und Ansatzpunkte zu einer Bearbeitung der Alienation

Dabei sind die einzelnen Prozesse:

1. Ein Stimulus (extern oder intern) aktiviert ein implizites Motiv.
2. Eine solche Aktivierung führt zu bestimmten affektiven Prozessen (vgl. Sachse, 2014a, 2014b): Zu „felt senses", d.h. zu Körperempfindungen oder zu Stimmungen, Imaginationen oder zu Handlungsimpulsen. Diese Prozesse sind *„Indikatoren" der impliziten Motive,* d.h. sie informieren die Person darüber, wie ein Motiv beschaffen ist, was eine Person möchte, was ihr guttut etc. Leider funktionieren diese Indikatoren nicht in einem „kognitiven Code", sondern in einem „affektiven Code", der von einer Person, um verstanden werden zu können, erst „dekodiert" werden muss, also in einen verständlichen, kognitiven Code „übersetzt" werden muss.
3. Um aber überhaupt von der Person verstanden werden zu können, muss die Person ihre Aufmerksamkeit auf diese Indikatoren lenken, die recht schwach sind und nicht ohne Weiteres wahrgenommen werden können.
4. Diese Indikatoren müssen von der Person dann als *relevante Informationsquelle* über wichtige Motive angesehen, ernst genommen und damit beachtet werden.
5. Beachtet die Person diese Indikatoren (als wichtige Informationsquelle), ist dies die Basis für ein weiteres Verstehen.
6. Dann müssen diese Indikatoren „übersetzt" werden von einem affektiven Code in einen kognitiven Code: Damit „versteht" die Person dann, worum es ihr geht, was sie möchte, was sie zufrieden macht usw. (vgl. Sachse, 2003, 2014a, 2014b, 2018a; Sachse, Atrops, Wilke & Maus, 1992; Sachse & Fasbender, 2011).

Probleme können nun an allen Stellen ansetzen:

1. Eine Person kann eine relevante Situation oder Situationsaspekte ignorieren, sodass eine Motiv-Aktivierung gar nicht stattfindet.
2. Die Person kann die Indikatoren „übersehen", da sie schwach und unscheinbar sind.
3. Die Person lenkt ihre Aufmerksamkeit nicht auf diese Indikatoren bzw. zieht ihre Aufmerksamkeit systematisch ab. Der Klient kann seine Aufmerksamkeit systematisch von Körperprozessen abwenden: Dabei kann dies an „misconceptions" liegen: Der Klient kann u. U. tatsächlich glauben, dass die Indikatoren irrelevant sind, eine Beachtung der Indikatoren den Klienten stören, verwirren, irritieren könnte. Da der Klient oft seine affektiven Indikatoren selbst nicht versteht, kann er tatsächlich durch sie eher verwirrt werden.
4. Die Person nimmt die Indikatoren nicht ernst, versteht deren Bedeutung nicht, hält sie für „weißes Rauschen" oder für „Störungen".
5. Damit hat die Person keine Basis für die Entwicklung einer Repräsentation.
6. Obwohl die Person die Indikatoren wahrnimmt, kann sie sie nicht dekodieren: Sie bemerkt z. B. Stimmungen, versteht aber nicht, was diese bedeuten.

5.5 Therapeutische Ansatzpunkte

Aus dem Modell lassen sich therapeutische Ansatzpunkte ableiten, an denen ein Training zur Reduktion der Alienation ansetzen kann.

1. In der Regel muss in den Therapien ein Stimulus hergestellt werden (meist in der Vorstellung), der zu einer Aktivierung affektiver Prozesse, also zu einer Aktivierung der impliziten Motive führt. Dieser Stimulus muss mit dem Klienten gut und detailliert erarbeitet werden. Er kann sich auf einen Lebensbereich richten, in dem eine hohe Alienation vorliegt und in dem der Klient Klarheit über seine Motive gewinnen soll.
   Zum Beispiel kann es
   - eine Situation sein, die persönliche Beziehungen betrifft, z. B.: „Sie sitzen am Sonntag mit Ihrem Partner auf dem Sofa und Ihr Partner wendet sich Ihnen zu.";
   - eine Situation sein, die Aspekte des Berufslebens betrifft, z. B.: „Sie machen eine Bürotätigkeit, die komplex ist und ihre ganze Aufmerksamkeit erfordert und die sie herausfordert."
2. Der Klient muss instruiert werden, einen *intuitiv-holistischen Verarbeitungsmodus* einzunehmen, z. B.
   - die Situation imaginieren, aber nicht analysieren, nicht darüber nachdenken;
   - die Situation auf sich wirken lassen, dazu etwas entstehen lassen, aber es nur zulassen, nicht versuchen, etwas aktiv herzustellen;
   - alles zuzulassen, was entsteht, es nicht bewerten, nicht kontrollieren und nicht bewusst verändern;
   - wenn etwas entsteht, es zulassen, nicht beeinflussen, sondern seine Aufmerksamkeit darauf richten;
   - die Prozesse machen lassen, Veränderungen zulassen, nicht aktiv initiieren.
3. Der Klient soll die entstehenden Indikatoren zulassen, sich entwickeln lassen. Er soll seine volle Aufmerksamkeit darauf richten und beobachten, was passiert:
   - Bei „felt senses" die Aufmerksamkeit auf die entsprechenden Körper-Reaktionen richten; den Klienten bitten, die Empfindungen zu beschreiben.
   - Bei Stimmungen die Aufmerksamkeit auf die Prozesse richten und diese beschreiben.
   - Bei Phantasien diese laufen lassen, nicht bewusst steuern; einfach beschreiben, was „vor seinem geistigen Auge" entsteht.
   - Bei Handlungsimpulsen auf diese achten, sie nicht ausführen, nicht über den Sinn dieser Impulse nachdenken, sie nicht bewerten, sondern sie nur beschreiben.
4. Was das Ernstnehmen der affektiven Bedeutungen betrifft, so muss ein Therapeut oft didaktisieren: Er muss dem Klienten erläutern, was ein affektives System ist, was es tut und wofür es gut ist. Er sollte auch deutlich machen, welche Vorteile der Klient hat, wenn er sein affektives Informationssystem zur Kenntnis nimmt. Und er sollte dem Klienten aufzeigen, welche Nachteile es für ihn hat, wenn er die affektive Information ignoriert. Gibt es interne Hindernisse beim Klienten, die verhindern, dass ein Klient sich den affektiven Prozessen zuwendet (z. B. eine Norm „auf sich selbst zu achten ist egoistisch"), dann sollte der Therapeut diese Aspekte klären und im Ein-Personen-Rollenspiel bearbeiten.
5. Bei der Repräsentation soll der Klient
   - sich auf den jeweiligen Indikator konzentrieren,
   - sich Leitfragen stellen,

- nicht versuchen, diese Leitfragen bewusst zu beantworten (also *nicht* in einen sequentiell-analytischen Modus einsteigen), sondern „die Antwort aus der Empfindung kommen lassen“ (also in einen intuitiv-holistischen Modus gehen),
- zulassen, was ihm einfällt, die Einfälle betrachten und nicht bewerten.

6. Der Klient soll dann die entstehenden Ideen mit der Empfindung vergleichen, um intuitiv festzustellen, ob die Idee mit der Empfindung übereinstimmt, also: Ob die gefundene (kognitive) Bedeutung mit der gespürten (affektiven) Bedeutung übereinstimmt.
7. Der Klient sollte sich eine Reihe von Fragen stellen, die als Leitfragen gedacht sind: Der Klient „stellt sie in seinen kognitiven Raum und lässt dann die Antwort aus der Empfindung kommen“. Das bedeutet, die Frage richtet die Verarbeitung aus, die Verarbeitung selbst erfolgt aber intuitiv-holistisch, also nicht unter bewusster Kontrolle des Klienten. Die Leitfragen werden den Klienten vom Therapeuten vorgeschlagen; der Klient kann sie übernehmen, aber auch ignorieren; er kann auch selbst Leitfragen entwickeln, wenn er den Eindruck hat, dass diese besser funktionieren.

Leitfragen zu den Indikatoren sind z. B.:
- Wie fühlt sich das an?
- Ist es angenehm oder unangenehm?
- Welche Aspekte sind angenehm?
- Welche nicht?

Leitfragen zur Repräsentation sind z. B.:
- Was sagt mir die Empfindung (Stimmung, Phantasie, der Handlungsimpuls)?
- Was bedeutet das für mich?

(8): Man kann aber auch eine Person eine bestimmte Handlung ausführen lassen und sie instruieren, dabei zu beobachten, wie es sich für sie anfühlt:
- Was mag sie?
- Was mag sie nicht?
- Welche Handlungseffekte gefallen ihr?
- Welche nicht?

Ist dies der Fall, dann sollte der Therapeut *didaktisieren*. Er sollte
- dem Klienten erläutern, was Affekte sind, wozu sie dienen und was der Klient davon hat, sich damit zu beschäftigen;
- dem Klienten erläutern, welche Konsequenzen es haben kann, wenn der Klient das System ignoriert;
- mit dem Klienten erarbeiten, welche Konsequenzen es jetzt schon für den Klienten hat;
- dem Klienten erläutern, welche Arten von Indikatoren es geben kann, wie der Klient sie erkennen kann und was der Klient prinzipiell tun kann, um sie zu entschlüsseln.

Wichtig ist, wie bei jeder Didaktisierung, dass der Therapeut
- seine Informationen an den Wissensstand des Klienten „andockt“;
- seine Informationsgabe auf das Niveau des Klienten abstimmt;

- Informationen immer nur kurz, knapp, präzise gibt;
- die Informationen oft wiederholt, erläutert, an Beispielen des Klienten festmacht;
- immer versucht, die Aufmerksamkeit des Klienten zu fesseln.

5.6 Spezifische Vorgehensweisen

Für spezifische Probleme bei Alienation können auch spezifische therapeutische Vorgehensweisen bestimmt werden.

5.6.1 Nicht ernst nehmen der Indikatoren

Sollte das Problem darin liegen, dass der Klient die Indikatoren nicht ernst nimmt, kann der Therapeut

- erneut didaktisieren, also dem Klienten kurz und anschaulich erläutern, was Affekte sind, wozu sie wichtig sind, woran man sie bemerkt und warum man darauf achten sollte;
- versuchen, mit dem Klienten zu klären, *warum* der Klient die Indikatoren nicht ernst nimmt: hat er ungünstige Annahmen, Schemata etc., die ihn davon abhalten? Können diese Hindernisse überwunden werden?

5.6.2 Training der Aufmerksamkeitszuwendung

Der Klient kann aber auch deshalb seine Aufmerksamkeit von affektiven Indikatoren abwenden, weil er dafür kein Training hat bzw. nicht weiß, wie er und auf was er seine Aufmerksamkeit fokalisieren soll. In diesem Fall sind therapeutische Vorgehensweisen der „Achtsamkeit“ hier sinnvoll (vgl. Anderssen-Reuster, 2007; Fasbender, 2009; Grossmann et al., 2004; Hayes et al., 2002, 2007; Heidenreich & Michalak, 2004; Michalak et al., 2007; Segal et al., 2002; Shapiro et al., 1998; Wurll, 2007). Dabei geht es hier aber vor allem um den *Aspekt zur Zuwendung und des Haltens von Aufmerksamkeit;* aber auch ein „Ausschalten“ bewusster Bewertungsprozesse ist von Bedeutung.

5.6.3 Verstehen und Dekodieren der Indikatoren

Klienten können aber ihre Aufmerksamkeit sehr wohl auf affektive Indikatoren lenken, diese recht gut wahrnehmen und als relevant erkennen; dennoch kann es sein, dass sie die Indikatoren nicht verstehen. Sie können die affektive Bedeutung nicht in kognitive Bedeutung umsetzen.

Ein Klient kann z. B. eine Dauer-Verspannung im Nacken spüren: Er weiß, dass Massagen nichts bringen; er ahnt auch, dass diese Verspannung etwas bedeutet, er nimmt diesen Zustand auch ernst. Aber er versteht nicht, was die Verspannung bedeutet.

Oder ein Klient nimmt eine Stimmung sehr deutlich wahr: Er weiß vielleicht sogar, dass diese Stimmung als „Unzufriedenheit" bezeichnet werden kann. Er hat jedoch keine Ahnung, worauf diese Unzufriedenheit zurückgeht, er kann sie nicht „entschlüsseln".

Dabei kann das Problem auf verschiedene Ursachen zurückgehen, z. B.:
- Der Klient versucht, die Gründe in einem bewussten, kontrollierten Suchprozess zu finden.
- Der Klient verfolgt falsche Spuren und falsche Hypothesen.
- Er setzt sich dabei selbst unter Druck.
- Ein intuitiv-holistischer Modus gelingt dem Klienten nicht bzw. er hat davon gar keine Ahnung.

5.6.4 Techniken der Alienationsbearbeitung, die mit den „felt senses" arbeiten

Wie deutlich geworden ist, wissen Klienten oft nicht, an welchen Indikatoren sie überhaupt erkennen können, was ihr affektives Verarbeitungssystem ihnen „mitteilt": Sie wissen gar nicht, auf was sie ihre Aufmerksamkeit richten sollen, wonach sie überhaupt suchen sollen, um relevante Indikatoren zu finden.

Hier ist eine *basale Übung* von Bedeutung: Therapeut und Klient legen sechs Situationen fest. Dabei definiert der Klient drei Situationen, in denen er klar weiß, dass diese Situationen für ihn positiv waren, dass er sich in ihnen wohlgefühlt hat, dass sie ihm gutgetan haben. Dann definiert der Klient drei Situationen, über die er weiß, dass er sich in ihnen *nicht* wohlgefühlt hat, dass sie ihn belastet haben, dass sie ihm unangenehm waren, dass er sie am liebsten schnell wieder verlassen hätte.

Der Therapeut arbeitet dann mit dem Klienten alle Situationen systematisch durch, vielleicht eine pro Stunde. Dazu berichtet der Klient zunächst die Situation so konkret wie möglich; der Therapeut versucht, sich die Situation so konkret wie möglich vorzustellen; gelingt ihm das an bestimmten Stellen der Beschreibung nicht, dann stellt er dem Klienten konkretisierende Fragen: „Was genau ist passiert?", „Was hat X getan?", „Was haben Sie genau getan?" usw., bis er sich diese Aspekte genau vorstellen kann.

Ist die Situation beschrieben, dann bittet der Therapeut den Klienten, sich die Situation nun vorzustellen, so konkret und plastisch wie möglich, die Vorstellung zu halten und auf sich wirken zu lassen. Der Therapeut fragt den Klienten dann, was die Vorstellung in ihm auslöst. Hat der Klient nun wieder ein ähnlich unbehagliches Gefühl wie in der Original-Situation, dann wird nun weitergearbeitet; löst die Situation im Klienten nichts aus, dann versucht man es später noch einmal oder man sucht eine andere Situation aus.

Löst die Situation im Klienten etwas aus, z. B. Unbehagen, dann geht der Therapeut mit dem Klienten systematisch Fragen durch, z. B.:
- Beschreiben Sie einmal Ihr Unbehagen!
- Wie spüren Sie Ihr Unbehagen?
- Können Sie das irgendwo im Körper spüren?

- Wie fühlt sich das an?
- Was würden Sie jetzt am liebsten tun?
- Was genau macht die Situation für Sie unbehaglich?
- Was stört Sie?
- Was würden Sie am liebsten ändern?

Nach diesem Schema geht der Therapeut auch positive Situationen durch:
- Wo spüren Sie das positive Gefühl?
- Können Sie es im Körper lokalisieren?
- Was genau spüren Sie?
- Wie fühlt sich das an?
- Was sagt Ihnen das Gefühl?
- Was würden Sie jetzt am liebsten tun?
- Was genau ist an der Situation angenehm?
- Was löst die positiven Gefühle aus?

5.6.5 Hausaufgaben

Eine Übung zur Überwindung der Alienation kann der Klient als Hausaufgabe im Alltag ausführen. Die Übung dient dazu, dem Klienten zu vermitteln, dass er
- stärker auf seine Affekte achten soll,
- stärker der Frage nachgehen soll, was seine Affekte ihm an Informationen mitteilen,
- diese Informationen stärker ernst nehmen und berücksichtigen soll.

Eine solche Übung besteht z.B. darin, an ganz alltäglichen und im Grunde trivialen Dingen oder Handlungen herauszufinden, wie man sie findet, was man davon hält, ob man sie mag oder nicht. Z.B. soll der Klient beim Duschen das Duschgel auf seine Hand schütten und dann einen Moment innehalten, sich Zeit nehmen; er soll an dem Duschgel riechen und sich fragen:
- Riecht das für mich gut?
- Mag ich den Geruch?
- Was mag ich an dem Geruch?
- Oder mag ich den Geruch nicht?
- Wenn nein, was mag ich an dem Geruch nicht?
- Ist mir das Gel wirklich angenehm?
- Möchte ich es verwenden?
- Oder möchte ich ein anderes?

Damit keine Missverständnisse aufkommen: Es geht nicht um eine Werbekampagne für Duschgel. Die Übung soll dem Klienten bestimmte elementare Vorgehensweisen vermitteln, die er natürlich auch in anderen Situationen anwenden kann und soll! Außerdem ist es wichtig, dass ein Klient Zutrauen in seine Kompetenz gewinnt, affektive Informationen wahrzunehmen, zu verstehen und zu integrieren. Solche Hausaufgaben sollte der Therapeut mit dem Klienten systematisch vereinbaren, und zwar vor allem in solchen Bereichen, in denen die Alienation besonders ausgeprägt ist.

Durch solche Übungen soll der Klient lernen,

- sich Zeit für sich zu nehmen, sich Zeit zu nehmen für ein paar einfache Reflexionen, für eine Selbst-Besinnung;
- seinen Alltag nicht einfach automatisiert und „as usual" ablaufen zu lassen;
- sich zu fragen, was er wirklich will, ob etwas, was er tut, wirklich für ihn ok ist oder nicht;
- *dass* er Dinge und Handlungen hinterfragen kann, *dass* er nicht einfach etwas tun muss, weil er es bisher immer getan hat, sondern, dass er Abläufe infrage stellen kann;
- dass er tatsächlich herausbekommen kann, was ihm guttut, was er möchte oder nicht möchte.

Diese Übung soll der Klient im Alltag mit verschiedenen Situationen durchführen und zwar jeweils mehrfach, z. B.:

- Wenn er einen Auftrag erhält, soll er sich fragen: „Will ich das übernehmen? Ist das gut für mich? Werde ich davon profitieren? Oder stört mich das? Werde ich dadurch belastet oder belästigt?"
- Wenn er mit einem Partner zusammen ist, kann er sich fragen: „Was gefällt mir an der Situation? Kann ich die Situation genießen? Stört mich etwas? Wenn ja, was? Was würde ich mir wünschen? Was könnte der Partner für mich tun? Was würde mir guttun?"
- Wenn der Klient sich in einer Situation befindet, von der er merkt, dass sie ihm unangenehm ist, dann kann er sich fragen: „Was stört mich an der Situation? Was möchte ich nicht? Was tut mir nicht gut? Was würde ich am liebsten ändern? Woran merke ich, dass mich etwas stört?"
- Das gleiche sollte der Klient aber auch in Situationen tun, in denen er sich deutlich wohlfühlt; sich fragen: „Welche Aspekte der Situation sind es, die mir guttun? Was genau genieße ich? Woran merke ich, dass es mir gut geht?"

Der Therapeut sollte den Klienten bitten, Situationen aus folgenden Lebensbereichen auszuwählen:

- aus dem Berufsalltag,
- aus dem Freizeitbereich,
- aus der Partnerschaft.

Jede Situation wird wieder konkret beschrieben und so konkret wie möglich vorgestellt, und der Therapeut geht dann mit dem Klienten Fragen durch:

- Wie wirkt die Situation auf Sie?
- Was löst die Situation in Ihnen aus?
- Ist Ihnen die Situation eher angenehm oder eher unangenehm?
- Was an der Situation macht diese angenehm oder unangenehm?
- Was spüren Sie? Spüren Sie etwas in Ihrem Körper? Wie fühlt sich das an? Wo fühlen Sie es?
- Was würden Sie in der Situation am liebsten tun?
- Was sollten die anderen Personen tun?
- Wie sollte sich die Situation ändern?
- Wie wäre die Situation für Sie ideal?

Zum Thema „Bearbeitung der Alienation“ sind auch die Überlegungen und Vorgehensweisen bezüglich des Konzepts „Achtsamkeit“ interessant (Fasbender, 2009; Heidenreich & Michalak, 2004).

5.6.6 Techniken, die mit Stimmungen arbeiten

Eine „Stimmung“ ist ein Zustand, den ein Klient körperlich spürt: Daher kann man therapeutisch damit umgehen wie mit einem felt sense.

Der Klient soll
- herausfinden, wo er die Stimmung im Körper spürt: „Wo spüren Sie, dass Sie sich wohlfühlen? Wie spüren Sie das?“;
- seine Aufmerksamkeit darauf lenken und dabei halten;
- *nicht* analysieren, nachdenken, bewerten;
- das Gefühl auf sich wirken lassen und spontan etwas dazu entstehen lassen.

5.6.7 Techniken, die mit Imaginationen arbeiten

Schultheiss und Brunstein (1999, 2001) schlagen vor, imaginative Techniken anzuwenden, wenn Personen Ziele bestimmen (was sich auch auf die Elaboration von Therapiezielen anwenden lässt!): Personen sollen Ziele eben nicht einfach aus ihren expliziten Zielen ableiten, weil damit die deutliche Gefahr verbunden ist, dass die Person damit an ihren impliziten Motiven vorbeilebt. Daher ist es wesentlich, dass die Person bei der Zielbestimmung Zugang erhält zu ihren impliziten Zielen.

Um das zu erreichen, schlagen die Autoren imaginative Verfahren vor. Therapeut und KLient entwickeln zunächst ein Ziel, z. B. ein berufliches Ziel. Sie erarbeiten dann, welche Implikationen dieses Ziel hat: Was gehört dazu, welche Handlungen, Situationen etc.? Dann bilden Therapeut und Klient eine paradigmatische Situation, also eine Situation, die diese relevanten Aspekte möglichst gut abbildet (natürlich kann eine Situation *nie alle* Aspekte abbilden!).

Therapeut und Klient gestalten dann die Situation konkret aus, so dass der Klient sie sich gut vorstellen kann. Der Klient wird dann instruiert, sich in einen intuitiv-holistischen Modus zu versetzen und sich die Situation konkret vorzustellen. Er soll bei der Situation bleiben, sie auf sich wirken lassen, sich folgende Fragen stellen (vom Therapeuten vorgegeben) und die Antwort aus der Empfindung kommen lassen:
- Wie fühlt sich die Situation an?
- Löst sie positive Empfindungen aus?
- Oder negative Empfindungen?
- Welche Aspekte der Situation fühlen sich gut an?
- Welche Aspekte fühlen sich schlecht an: Störend, unangenehm etc.?

Der Klient wird dann instruiert, die Situation umzugestalten: Er kann bewusst die Elemente entfernen oder umgestalten, die ihn stören. Er soll aber auch „die Phantasie laufen lassen“, um dem affektiven System zu gestatten, die Situation von sich aus umzugestalten. Dadurch kann eine veränderte Situation entstehen, die erneut in der oben beschriebenen Art analysiert wird.

Auf diese Weise entsteht eine Situation, die sich angenehm anfühlt. In Anschluss daran werten Therapeut und Klient die Ergebnisse systematisch aus:

- Was sagt die neue Situation dem Klienten?
- Welche Aspekte sind aufgrund der „affektiven Daten“ erstrebenswert und welche nicht?
- Wie kann das Ziel neu formuliert werden, damit es für den Klienten stimmig ist?

Klienten können auf diese Weise Ziele entwickeln, die sie wirklich erstrebenswert finden, und auch Ziele verwerfen, die keine positiven Effekte erbringen.

5.6.8 Kontrast-Effekte

Manche Klienten sind im Hinblick auf ihren möglichen Beruf oder ihr mögliches Studium hoch alieniert, insbesondere sogenannte „gescheiterte Narzissten“ (vgl. Sachse, Sachse & Fasbender, 2011). Sie wissen nicht, was ihre Präferenzen sind, können sich daher nicht wirklich für einen für sie passenden Beruf (und für ein passendes Studium) entscheiden (Sachse & Collatz, 2012, 2015) und sie wählen (da sie hoch erwartungsorientiert sind) oft Studien, die ihre Eltern vorschlagen; wenn ihnen dies aber nicht liegt, scheitern sie.

Im Therapieprozess ist es sehr wesentlich, mit den Klienten herauszuarbeiten, was genau ihre Präferenzen sind (sie sollten auch ihre Kompetenzen klären, aber das ist keine psychotherapeutische Aufgabe!). Um dies zu tun, ist es aber nicht hilfreich, wenn die Klienten ganze Berufe miteinander vergleichen: Berufe sind hoch komplexe Gebilde, die man gar nicht direkt miteinander vergleichen kann.

Daher ist folgendes Vorgehen sinnvoll:

- Therapeut und Klient analysieren berufliche Anforderungen in eine Reihe von konkreten, gut imaginierbaren Gegensatz-Paaren.
- Diese soll der Klient vergleichen, um seine jeweilige Präferenz zu ermitteln.
- Dadurch erhält man ein *Präferenz-Profil* des Klienten, also ein Profil von Aspekten, die dem Klienten angenehm sind.
- Erst dann kann man analysieren, welche konkreten Berufe zu dem jeweiligen Präferenz-Profil passen; hier sollte der Klient auch professionelle Berufsberater hinzuziehen.

Ein solches Präferenz-Profil kann man mit dem Klienten auf folgende Weise gewinnen: Man stellt eine Liste von Kontrasten auf, die bei Berufen eine Rolle spielen, z. B.

allein arbeiten vs.	im Team arbeiten
Verantwortung übernehmen vs.	Anweisungen erhalten
schwierige Aufgaben erledigen vs.	Routine-Tätigkeiten ausführen
kreativ arbeiten vs.	Arbeiten erledigen, die bekannt und vertraut sind
viele Kontakte haben vs.	wenige Kontakte haben
sich selbst darstellen, im Mittelpunkt stehen vs.	vermeiden, im Mittelpunkt zu stehen
Führungsaufgaben übernehmen vs.	unter Anleitung arbeiten
Entscheidungen treffen vs.	Entscheidungen anderer ausführen etc.

Darüber hinaus können Therapeut und Klient, falls schon bestimmte Berufe zur Wahl stehen, Kontrastlisten für die jeweiligen Berufe erstellen.

Sind die Listen fertig, gehen Klient und Therapeut diese systematisch durch:

- Es wird jeweils ein Kontrast bearbeitet.
- Der Klient soll zu jedem Aspekt eine „typische" Situation entwickeln und festlegen (z. B. zu „kreativ arbeiten" und zu „bekannte Aufgaben erledigen"; dabei können die Paare auch noch modifiziert werden).
- Der Klient soll sich dann jede Situation plastisch vorstellen, auf sich wirken lassen und sich dazu folgende Fragen stellen:
  - Wie wirkt die Situation auf mich?
  - Ist die Situation angenehm?
  - Falls ja: Was genau ist daran angenehm?
  - Ist die Situation unangenehm?
  - Falls ja: Was genau ist daran unangenehm?
- Dann soll der Klient versuchen, sich beide Situationen vorzustellen und sein Gefühl entscheiden lassen, welche Situation angenehmer ist.
- Danach werden die Ergebnisse von Therapeut und Klient ausgewertet, und der Klient trifft, falls möglich, eine Entscheidung für eine der Alternativen.

Teil 2:

Spezifische Aspekte der reinen Persönlichkeitsstörungen

6 Narzisstische Persönlichkeitsstörung

Im vorliegenden Kontext möchte ich mich nur mit den sogenannten „erfolgreichen Narzissten" (NAR) befassen, da diese meist ein hohes Ausmaß an Ressourcen aufweisen.[7]

Bei erfolgreichen NAR stehen außer dem Motiv nach Anerkennung noch weitere drei Beziehungsmotive hoch in der Motivhierarchie:

- Das Motiv nach *Anerkennung:* Das Motiv, positives Feedback über die eigene Person zu erhalten, als Person anerkannt zu werden, Rückmeldungen zu erhalten, liebenswert zu sein, positive Eigenschaften zu haben usw.
- Das Motiv nach *Autonomie:* Das Motiv, eigene Entscheidungen über das eigene Leben treffen zu können, als Person unabhängig bleiben zu können.
- Das Motiv nach *Wichtigkeit:* Das Motiv danach, im Leben anderer Personen eine wesentliche Rolle zu spielen, gebraucht zu werden u. a.
- Das Motiv nach *Solidarität:* Das Motiv danach, dass andere an der eigenen Seite stehen, dass sie „da" sind, wenn man sie benötigt u. a.

Erfolgreiche Narzissten weisen oft ein hohes Bedürfnis nach *Autonomie* auf (entweder als Autonomie-Motiv oder auch als „Flucht in die Autonomie"): Sie wollen zwar Lob und wollen Erfolge und sind in diesen Aspekten auf andere angewiesen. *Wie* sie Erfolge erzielen oder in *welchen Bereichen* oder durch welche Strategien, das bestimmen sie aber in hohem Maße selbst. Und dies ist ihnen auch wichtig: *Sich möglichst nichts vorschreiben zu lassen, selbst Entscheidungen zu treffen und damit auch: Selbst Verantwortung zu übernehmen!*

6.1 Charakteristika von NAR

6.1.1 Negatives Selbstschema

Auch erfolgreiche Narzissten weisen *immer* ein negatives Selbstschema auf: Dieses Schema variiert bei verschiedenen NAR aber von leicht negativ bis stark negativ. In jedem Fall ist das negative Schema aber die Grundlage von Selbstzweifeln und von hoher Kritikempfindlichkeit.

Das negative Selbstschema (SK–) weist Annahmen auf wie:

- „Ich bin nicht ok!"
- „Ich bin ein Versager!"
- „Ich bin inkompetent!"

- „Ich bin unintelligent!"
- „Ich scheitere an schwierigen Aufgaben!"
- „Ich kann Erwartungen nicht erfüllen!"
- o.Ä.

Dabei können die Annahmen mehr oder weniger negativ sein (je nach Erfahrungen bzw. Schlussfolgerungen aus Erfahrungen). Dieses SK– stellt, wie ausgeführt, nie eine Ressource dar: Es muss vielmehr therapeutisch geklärt und bearbeitet werden, es muss so weit gehemmt werden, dass es stark an Kontrolle verliert.

6.1.2 Positive Selbstschemata

Aufgrund einsetzender Kompensationsstrategien entwickeln Narzissten dann *ein positives Selbstschema,* das mehr oder weniger positive Annahmen über die eigene Person enthält; in der Regel sind die Annahmen dieses Schemas Negationen der Annahmen des negativen Schemas.

Das positive Selbstschema (SK+) weist Annahmen auf wie:
- „Ich bin kompetent!"
- „Ich bin toll!"
- „Ich bin hoch leistungsfähig!"
- „Ich kann jede Herausforderung annehmen!"
- o.Ä.

Auch hier kann das Schema mehr oder weniger positiv sein. Das Schema kann auch relativ realistische Selbstannahmen enthalten („realistisch" meint hier, dass die Annahmen der Person, z.B. über die eigene Intelligenz oder Kompetenz den tatsächlichen Fähigkeitsausprägungen weitgehend entsprechen) oder (bei manchen NAR) auch völlig übersteigerte Selbstannahmen. *Bei erfolgreichen NAR weist das SK+ jedoch immer einen sehr großen Teil realistischer, valider Annahmen auf.* Diese Aspekte sind in hohem Ausmaß potenzielle Ressourcen.

Realistische Annahmen sind in aller Regel völlig unproblematisch und müssen nicht therapeutisch bearbeitet werden. Unrealistische Selbstannahmen sollten jedoch disputiert werden (vgl. Sachse, Püschel, Fasbender & Breil, 2008).

6.1.3 Beziehungsschemata

Beziehungsschemata sind solche, die Annahmen darüber enthalten, wie Beziehungen funktionieren, was man in Beziehungen zu erwarten hat und wie man in Beziehungen behandelt wird. Auch erfolgreiche NAR weisen negative Beziehungsschemata auf, wie z.B.:
- In Beziehungen wird man abgelehnt, kritisiert, abgewertet.
- In Beziehungen wird man kontrolliert.

Diese Schemata haben zur Folge, dass Klienten „Vorbehalte“ in Beziehungen haben und sich oft nicht wirklich binden: Sie möchten in Beziehungen autonom bleiben, um diese „notfalls“ verlassen zu können. Problematisch sind auch Annahmen aus dem Solidaritätsmotiv, wie:
- Beziehungen sind nicht solidarisch.
- Man kann sich nicht auf andere verlassen.

Diese Annahmen sind die Grundlagen für entsprechende kompensatorische, normative Schemata der Art: „Verlass Dich nur auf Dich selbst!“ Auch diese dysfunktionalen Schemata stellen keine Ressourcen dar, sie behindern Ressourcen! Daher müssen auch sie systematisch therapeutisch bearbeitet werden.

6.1.4 Normative Schemata

Zur Kompensation des negativen Selbstschemas entwickelt die Person *normative Schemata,* also Schemata, die eigene Ziele und „Verhaltensregeln für sich selbst“ enthalten. Dies sind Ziele, die Anweisungen an die Person enthalten, etwas zu tun, um negative Konsequenzen zu vermeiden. Erfolgreiche NAR weisen hier Annahmen auf wie:
- Sei der Beste!
- Gewinne immer!
- Zeige Deine Erfolge!
- Mach allen deutlich, wie toll Du bist!
- Nimm jede Herausforderung an!

Weitere normative Schemata sind:
- Vermeide Kritik und Abwertung!
- Vermeide es zu scheitern!
- Vermeide es, angreifbar zu sein!
- Vermeide es, kontrolliert zu werden!

Normen sind *potenzielle Ressourcen:* Ob sie es sind, in welcher Weise sie es sind und in welchen Kontexten, muss in der Therapie systematisch erarbeitet werden!

Erfolgreiche Narzissten weisen oft eine *intrinsische Leistungsmotivation* auf (vgl. Deci, 1975). Damit sind sie anstrengungsmotiviert, setzen sich hohe, aber realistische Ziele und sind entschlossen, diese auch zu erreichen. Weisen sie dann auch entsprechende Kompetenzen auf, werden sie erfolgreich.

Erfolgreiche Narzissten weisen dann aber darüber hinaus noch eine hohe Leistungs*norm* auf („Sei unbedingt erfolgreich!“, „Sei der Beste!“, „Leiste viel!“, „Streng Dich an!“). Solche Normen sind, motivationstheoretisch gesehen, Vermeidungsziele und bedingen eine extrinsische Motivation (vgl. Ebner & Freund, 2009; Elliot & Covington, 2001; Kuhl, 2001). Sie sind in hohem Maße „persönliche Antreiber“: Damit können sie zu dysfunktionalem Handeln führen, indem sie z.B.

- Personen antreiben, extrem viel Zeit und Anstrengung in Leistungsaufgaben zu investieren;
- Personen dazu bringen, andere Motive zu vernachlässigen;
- Personen veranlassen, ihre Belastungsgrenzen zu ignorieren u. a.

Dadurch können erhebliche Gesundheitskosten entstehen: Bluthochdruck, koronare Herzerkrankung, Burnout etc. Daher müssen solche dysfunktionalen Normen immer therapeutisch bearbeitet werden.

Ist die Norm aber so weit reduziert, dass die Person derartige Kosten vermeiden kann, dann kann sie *einen enormen Vorteil haben:* Die Person hat dann *zwei* Quellen von Leistungsmotivation, nämlich die intrinsische (Motiv) und die extrinsische (Norm). Damit ist sie dann in hohem Maße anstrengungsbereit, setzt hohe Ziele, verfolgt diese sehr konsequent über lange Zeit, ist entschlossen, Probleme zu lösen usw. So hat sie (bei entsprechenden Kompetenzen) sehr gute Chance, es beruflich sehr weit zu bringen. Insbesondere, da mit diesen Faktoren noch andere psychische Faktoren korrelieren:

- hohe Handlungsorientierung,
- gute Entscheidungsfähigkeit,
- gute Fokalisierung und Konzentration,
- gute Intentionssabschirmung usw.

Dadurch weisen diese Personen anderen Personen gegenüber, auch solchen, die „nur" eine intrinsische Leistungsmotivation aufweisen, einen entscheidenden Vorteil auf. Und aus diesen Gründen ist es auch nicht verwunderlich, dass Personen in Führungspositionen mit sehr hoher Wahrscheinlichkeit eine narzisstische Akzentuierung aufweisen.

Wenn es den Klienten dann gelingt, die Kosten dieses Systems „im Griff zu behalten", dann können sie sich viele Vorteile und Gewinne sichern:

- hohen sozialen Status,
- ein sehr gutes Einkommen,
- sie können sich viele Dinge leisten, die viele Motive befriedigen,
- sie können ein angenehmes, komfortables Leben führen.

Damit wird aber auch klar, dass es therapeutisch in aller Regel nicht darum gehen kann, Normen völlig „zu beseitigen" (was wohl auch nicht möglich wäre), sondern darum, Normen so weit zu modifizieren, dass sie konstruktiv wirken können und das resultierende Kosten weitgehend reduziert werden können.

6.1.5 Regelsetzerschema

Erfolgreiche NAR entwickeln neben dem normativen Schema meist noch andere kompensatorische Schemata: Regelschemata. Regelschemata enthalten Regeln für Interaktionspartner darüber, wie die NAR von anderen behandelt werden wollen, welches Verhalten anderer ihnen zusteht und was sie demnach erwarten dürfen.

Typische NAR-Regeln sind dabei:
- Man hat mich nicht zu behindern!
- Man hat mich respektvoll zu behandeln!
- Man hat mich nicht zu kritisieren!
- Man hat mir einen VIP-Status einzuräumen!

Für den Ressourcen-Aspekt der Regeln gilt das Gleiche wie für den von Normen: Der Klient muss erarbeiten, welche Regeln bei wem und in welchem Kontext Sinn machen. Das bedeutet z. B., dass ein Klient erarbeiten muss, welche Art (Formulierung) von Regeln in einem bestimmten Kontext angemessen ist und vor allem, wie man eine Regel sozial angemessen kommuniziert oder „durchsetzt".

Denn Regeln, das muss man sich klar machen, sind keineswegs von sich aus dysfunktional: Regeln sind Erwartungen und bilden damit die Grundlage dessen, wie ich meinen sozialen Kontext gestalten will: Was ich von anderen möchte, wie ich behandelt werden will und wie man nicht mit mir umgehen sollte. Solche Erwartungen können *durchaus sozial angemessen sein* und solche Erwartungen durchzusetzen kann damit ein wesentlicher Aspekt *sozialer Kompetenz* und angemessener Assertivität sein: Es verhindert auch, dass ich manipuliert werde oder dass ich wie ein „pawn" (DeCharms, 1968), also wie eine Schachfigur behandelt werde. Sozial angemessene Regeln zu haben, ist daher hoch funktional, denn ein Fehlen solcher Regeln kann dazu führen, dass man sich als Person viel zu viel gefallen lässt (vgl. Sachse, 2018a).

6.2 Manipulatives Handeln

Erfolgreiche NAR entwickeln in hohem Ausmaß manipulatives Verhalten: Dies dient im Wesentlichen dazu, Interaktionspartner für das Erreichen der eigenen Ziele einzuspannen. Man spannt andere z. B. dafür ein, zuzuhören und einer Geschichte darüber zu lauschen, wie toll man ist, was man alles kann, was man schon alles erreicht hat, wo man schon überall war usw., um dann Bewunderung und Anerkennung auszusprechen („Mords-Molly-Spiel"). Oder man spannt Leute dafür ein, für einen Arbeiten zu übernehmen, einem selbst lästige Pflichten abzunehmen, einem „den Rücken freizuhalten" u. a.

Die von NAR vor allem verwendeten Spiele sind (zu den Spielstrukturen siehe Band 1 dieser Reihe (Sachse, Sachse & Fasbender, 2010)):
- Mords-Molly: Zur Demonstration von Erfolgen, Kompetenzen, allgemein zum Angeben.
- Regel-Setzer: Zur Manipulation anderer und zur Erreichung eigener Ziele.
- Blöd-Spiel: Um sich den Rücken von unangenehmen Verpflichtungen frei zu halten.

Im Rahmen der manipulativen Strategien senden erfolgreiche NAR charakteristische Images:

- Ich bin toll.
- Ich bin kompetent.
- Ich bin (hoch) intelligent.
- Ich bin (sehr) erfolgreich.
- Ich bin der Beste etc.

Und sie senden auch entsprechende Appelle:
- Lobe mich!
- Zolle mir Anerkennung!
- Finde mich toll!
- Bestätige mich!
- Stellt mich auf keinen Fall infrage!
- Kritisiere mich nicht!

Es muss einem NAR deutlich werden, dass es von einer konstruktiven Verwendung einer Manipulation zu einer toxischen Verwendung oft nur ein Schritt ist: *Will man positive Effekte erzielen, muss man sehr genau überlegen, welcher Interaktionspartner auf welche Strategien positiv und auf welche negativ reagiert und welche Strategien man in welcher Weise realisieren sollte.*

Auch hier muss man keineswegs auf Manipulationen völlig verzichten: Manchmal kann man dadurch von Interaktionspartnern etwas bekommen, was man sonst nicht bekäme und das kann einem sehr guttun! Manipuliert man Interaktionspartner dann, ist es allerdings essenziell,
- dass man das bewusst tut,
- dass man die Manipulation „unter Kontrolle" hat, damit einem klar ist, dass und in welchem Ausmaß man den Interaktionspartner „ausnutzt",
- dass man dafür wieder einen Ausgleich schafft.

Manipulatives Handeln kann in bestimmten Kontexten durchaus als soziale Kompetenz betrachtet werden: Will ich bei meinem Chef etwas durchsetzen, dann können manipulative Strategien äußerst hilfreich sein! Wenn ich weiß, wie ich mit ihm umgehen muss, wo ich komplementär sein sollte, welche Aspekte ich vermeiden sollte, weil er da empfindlich ist usw., dann kann ich unter Umständen sehr viel erreichen, was ich ohne Manipulation nicht erreichen würde (vgl. Sachse & Collatz, 2015). Sozial wäre es unklug, auf solche Kompetenzen zu verzichten, nur muss ich immer darauf achten, die Grundregeln (vgl. Abschnitt 4.3) nicht zu verletzen.

6.3 Förderung von Ressourcen

Personen mit NAR weisen noch einige spezielle, potenzielle Ressourcen auf, die man therapeutisch nutzbar machen kann.

6.3.1 Handlungsorientierung

Erfolgreiche NAR zeigen meist ein hohes Maß an Handlungsorientierung, d.h. sie analysieren schwierige Situationen nur so weit, wie es erforderlich ist, Entscheidungen zu treffen und können deshalb auch schnell solche Entscheidungen treffen (vgl. Kuhl, 1983, 1994a, 1994b, 2001).

Sie überlasten ihre Verarbeitung nicht mit der Sammlung von Informationen, sind in der Lage, schnell Informationen *nach Relevanz zu bewerten,* Prioritäten zu setzen, sich auf zentrale Aspekte zu fokalisieren und Komplexität zu reduzieren. Dies macht sie, insbesondere in schwierigen Situationen, in denen es um schnelle Entscheidungen geht, hoch effektiv. Sie sind aber auch in „normalen" Situationen in der Lage, Informationen gut zu strukturieren, zu organisieren: Sie leiten Konferenzen effektiv, ohne sich in Details zu verlieren oder sich auf Nebenschauplätzen zu tummeln. Handlungsorientierung ist damit eine hohe Ressource.

Man muss aber psychologisch davon ausgehen, dass es ein *Optimum* an Handlungsorientierung gibt, das sich aus der Funktion von Handlungsorientierung und Handlungseffizienz ergibt, wie Abbildung 7 darstellt.

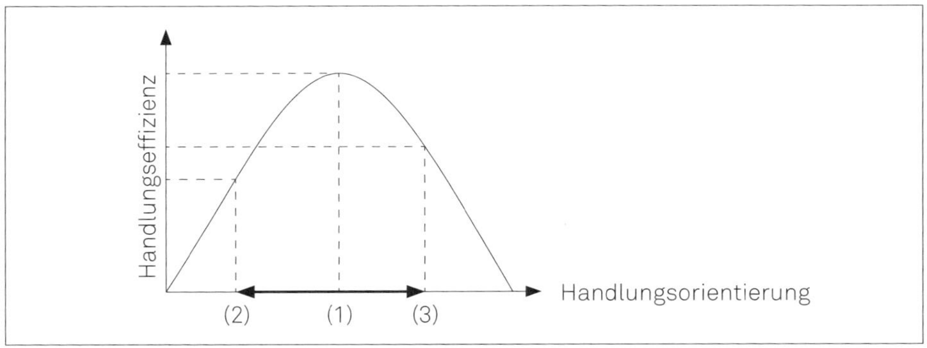

Abbildung 7: Zusammenhang von Handlungsorientierung und Handlungseffizienz

Eine optimale Handlungseffizienz ergibt sich bei einer mittleren Handlungsorientierung: Die Person nimmt nur so viel Informationen auf, wie sie verarbeiten kann, reduziert Komplexität und kann schnell entscheiden (1). Ist die Handlungsorientierung reduziert (2), dann nimmt die Person *zu viel* Information auf, überlastet damit u.U. ihr Verarbeitungssystem, denkt zu lange nach, bis sie sich entscheidet und reduziert damit ihre Handlungseffizienz. Wird die Handlungsorientierung dagegen sehr hoch, besteht die Gefahr, dass die Person *zu wenig* Information berücksichtigt, nicht lange genug über ein Problem nachdenkt, zu schnell entscheidet und damit ihre Handlungseffizienz reduziert.

Das ist in einigen Fällen bei NAR zutreffend: Auch aufgrund eines unrealistisch positiven SK nehmen sie an, dass sie Probleme in extrem kurzer Zeit lösen, Informationen extrem effektiv verarbeiten können usw. In solchen Fällen sollte man an dem SK+ therapeutisch arbeiten.

Bei einem Klienten mit NAR muss daher in der Therapie analysiert werden, ob er
- manchmal zu wenig Information berücksichtigt und zu schnell entscheidet,
- sich selbst unter Druck setzt, sehr schnell zu entscheiden (Norm?)?

Falls das der Fall ist, sollte erarbeitet werden,
- wie der Klient einen Kompromiss finden kann zwischen Schnelligkeit und Gründlichkeit.
- ob der Klient sich mehr Zeit bei Analysen und vor Entscheidungen lassen kann, ob er in der Lage ist, Aspekte „reifen zu lassen", auf sich wirken zu lassen, um vorschnelle Entscheidungen zu blockieren.

Ein Problem bei hoher Handlungsorientierung kann darin bestehen, *zu wenig Information* zu berücksichtigen bzw. ein Problem nicht ausführlich genug zu durchdenken.

6.3.2 Positives Selbstschema

Ein positives Selbstschema, also positive Annahmen über eigene Fähigkeiten, Kompetenzen und vor allem über eigene *Selbsteffizienz* stellen in hohem Maße eine Ressource dar. Dies gilt allerdings meist nur, wenn die Annahmen einigermaßen realistisch sind. In diesem Fall „informieren" die Annahmen die Person valide über Fähigkeiten, schaffen Zutrauen in sich selbst und Selbstvertrauen und befähigen eine Person dadurch, sich Herausforderungen zu stellen, Probleme in Angriff zu nehmen, Anstrengung zu zeigen und Ausdauer zu realisieren.

Sind die Annahmen des positiven Selbstschemas jedoch unrealistisch, dann können sie zu Problemen führen: Hat ein Klient Annahmen, die nicht von zentraler Bedeutung sind, kann das unproblematisch sein („ich bin ein Supersportler" hat meist im Beruf wenig Relevanz). Sind die Annahmen jedoch relevant („ich kann viele Dinge genau vorhersehen"), dann können sie die Person zu falschen Schlüssen und Entscheidungen verleiten. Eine Person kann sich dann Dinge zutrauen, die sie nicht wirklich kann („ich kann Menschen immer genau einschätzen"), sich Fähigkeiten zuschreiben, die sie nicht hat („ich kann die Aktien-Entwicklung sehr gut einschätzen") und aufgrund dieser Fehleinschätzungen Risiken eingehen, die gefährlich sind oder Entscheidungen treffen, die zu hohen Kosten führen.

Daher ist es therapeutisch immer wichtig, bei allen positiven Annahmen zu prüfen,
- ob sie als realistisch eingeschätzt werden können,
- falls ja: wie sie dem Klienten nützen können und was er daraus machen kann,
- falls nein: zu welchen Kosten und Risiken sie führen können und
- wie sie sich dann therapeutisch modifizieren lassen (z. B. im EPR);
- ein NAR muss manchmal im EPR auch bearbeiten, dass er nicht alles können kann oder können muss!

6.3.3 Normen

Es ist deutlich geworden, dass Leistungs- bzw. Erfolgsnormen von Klienten deutliche „Antreiber“ sind, die den Klienten oft in (sehr) hohem Maße dazu motivieren, sich anzustrengen, hohe Ziele zu setzen und zu verfolgen usw.

Dies macht einen Klienten oft sehr leistungsfähig und erfolgreich. dies kann durchaus sehr viele Vorteile im Leben sichern.

Diese Aspekte können sich durchaus auch auswirken auf die Befriedigung impliziter Motive, also dem Klienten Zugang zu echten Motivbefriedigungen schaffen. Daher muss ein Klient auf solche Aspekte oft nicht völlig verzichten: Er sollte jedoch auch die Kosten analysieren und, wenn diese zu hoch sind, versuchen, die Normen zu modifizieren. Denn die Kehrseite der Normen liegt vor allem in einer „Ausbeutung von sich selbst“, einer systematischen Selbstüberforderung.

So kann ein Klient, wenn er einer Norm exzessiv folgt,

- bemerken, dass sich keine Zufriedenheit einstellt;
- andere Motive systematisch ignorieren, wodurch sich Unzufriedenheit bildet;
- seine eigenen Belastungsgrenzen ignorieren;
- sich selbst in ein Burnout oder in psychosomatische Probleme und Krankheiten „treiben“ u. a.

Therapeutisch ist es daher immer als Erstes von Bedeutung, mit dem Klienten zu erarbeiten, ob ihm klar ist, welche Aspekte seines Leistungshandelns

- auf ein Leistungsmotiv zurückgehen, also intrinsisch motiviert sind
- und welche auf Normen, also auf extrinsische Motivation (vgl. das Kapitel 5: Alienation).

Aspekte der intrinsischen Motivation sind in aller Regel nicht problematisch: Diese Prozesse sind meist selbstregulativ und bereiten den Klienten keine Probleme.

Diejenigen Aspekte des Handelns, die auf Normen zurückgehen, müssen dagegen genau analysiert werden, danach, welche Gewinne sie abwerfen und welche Kosten sie erzeugen und ob die Kosten für die Person akzeptabel sind oder nicht.

Bei einer Analyse der Normen muss herausgearbeitet und geklärt werden,

- wie die Norm genau heißt, welche Ziele sie definiert, welche Standards sie setzt und was die Norm als drohende Konsequenzen für den Fall angibt, wenn der Klient das Ziel nicht erreicht;
- welches die negativen Konsequenzen sind, die die Norm auf der zweiten Schema-Ebene („Kontingenzebene“) androht und gegebenenfalls müssen diese Konsequenzen im EPR bearbeitet werden;
- ob die von der Norm festgelegten Ziele und Standards überhaupt mit den impliziten Motiven des Klienten kompatibel sind, also ob der Klient bei der Verfolgung von Normen überhaupt Zufriedenheit erreichen kann und klären, was genau die möglichen Gewinne überhaupt sind und wie persönlich relevant sie sind;
- ob die Norm Ziele und Standards klar definiert, also festlegt, wann genau ein Ziel als erreicht gelten kann; in vielen Fällen enthalten Normen keine Standards und

sind damit unerfüllbar. Sollte das der Fall sein, müssen mit dem Klienten klare Standards erarbeitet werden;
- ob die von der Norm festgelegten Ziele und Standards im Hinblick auf die Fähigkeiten und Ressourcen des Klienten realistisch sind: falls nein muss genau das geklärt werden und der Klient sollte daran arbeiten, Standards zu entwickeln, die er auch erreichen kann;
- welches Ausmaß an Anstrengung, von Ressourceneinsatz usw. die Ziele und Standards vom Klienten verlangen und der Klient sollte klären, ob er überhaupt bereit ist, so viel Aufwand, Mühe, Zeit usw. zu investieren;
- welche negativen Folgen und Kosten aus der Normerfüllung resultieren und der Klient muss klären, ob er diese Kosten will.

Ein Klient muss dann gegebenenfalls im Therapieprozess alternative Normen entwickeln mit neuen Zielen und Standards, an denen er sich orientieren will (in Phase 4 im EPR).

6.3.4 Regeln

Auch bei NAR können Regeln eine durchaus positive Funktion erfüllen:
- Regeln definieren, was ein Klient von Interaktionspartnern erwartet.
- Regeln strukturieren den sozialen Kontext.
- Regeln schützen vor Manipulation und Ausbeutung.
- Regeln sind ein Aspekt sozialer Kompetenz.

Eine Regel, „respektvoll behandelt zu werden", kann durchaus eine angemessene Regel sein, um im sozialen Kontext eine respektvolle Behandlung zu gewährleisten. Wiederum gelten hier aber die oben erarbeiteten Kriterien:
- Eine Regel sollte so formuliert sein, dass sie sozial angemessen ist, also sollte sie Erwartungen definieren, die in einem sozialen Kontext akzeptabel sind bzw. die sich ohne deutliche Interaktionskosten durchsetzen lassen.
- Der Klient sollte eine Regel im sozialen Kontext so einführen bzw. durchsetzen, dass sein soziales Handeln akzeptabel ist bzw. keine gravierenden Interaktionskosten erzeugt.
- Der Klient sollte eine Regel „dosiert" einsetzen, d.h. darauf achten, dass er, wenn er damit Ressourcen von Interaktionspartnern in Anspruch nimmt, kurz- oder langfristig für Ausgleich sorgt.

Analysiert man mit NAR-Klienten ihre Regeln, dann wird oft deutlich, dass
- die Regel in etwas anderen Formulierungen durchaus sinnvoll sein kann;
- die Regel, wenn sie sozial angemessen vertreten wird, durchaus vorteilhaft sein kann;
- die Regel jedoch oft zu krass, zu absolut, zu drastisch o.a. formuliert ist;
- der Klient die Regel oft in sozial problematischer Weise „verkündet" durchsetzt o.a.;
- der Klient damit Interaktionspartner ausbeutet, keinen angemessenen Ausgleich schafft und damit (hohe) Interaktionskosten erzeugt.

7 Histrionische Persönlichkeitsstörung

7.1 Beschreibung

Auch im Hinblick auf Histrioniker (HIS) möchte ich mich auf die erfolgreichen HIS konzentrieren (vgl. Sachse, 2002, 2004a, 2004b, 2016b, 2018b; Sachse & Fasbender, 2013b; Sachse, Fasbender, Breil & Sachse, 2012).

Erfolgreiche Histrioniker sind Personen, die *gern im Mittelpunkt stehen,* die gut Geschichten erzählen können, die alles dramatisch ausschmücken und die „gute Shows machen". Meist sind sie gut bis auffallend gekleidet, geschminkt, oft haben sie eine hohe erotische Ausstrahlung *und immer sind sie dramatisch.* Sie „inszenieren sich" in hohem Maße selbst („Histrion" ist die Bezeichnung für Schauspieler im klassischen Rom; vgl. Bornstein, 1999; Millon, 1996; Slavney, 1978; Süllwold, 1990).

Personen mit histrionischer Persönlichkeitsstörung sind oft übertrieben emotional. Wenn sie fröhlich sind, dann sind sie überschießend fröhlich, und wenn sie betrübt sind, dann sind sie zu Tode betrübt. Die Emotionalität wirkt manchmal auf Interaktionspartner unecht, nicht authentisch (vgl. Slavney & Rich, 1980; Slavney et al., 1977).

Personen mit histrionischer Persönlichkeitsstörung sind sehr kontaktfreudig und extravertiert. Sie gehen problemlos auf Menschen zu, nehmen Kontakt auf, sind gesellig, haben einen (sehr) großen Bekanntenkreis, unternehmen viel. Sie können schlecht allein sein, langweilen sich schnell, haben den Drang, immer etwas zu unternehmen: Nur action bringt satisfaction (vgl. Bornstein, 1999; Chen et al., 2004; Lilienfeld et al., 1986; Millon, 1996; Stone, 1993)!

Histrioniker wollen von Interaktionspartnern vorrangig Aufmerksamkeit: Andere sollen sie wahrnehmen, hören, sehen, sie wollen eine (zentrale) Rolle im Leben anderer Menschen spielen. Oft *erwarten* sie von Interaktionspartnern auch, stark beachtet, respektiert, umsorgt etc. zu werden, und reagieren beleidigt, wenn andere dies nicht in ausreichendem Maße tun.

Personen mit histrionischer Persönlichkeitsstörung sind hochgradig manipulativ. Sie verwenden vielfältige Strategien, um von Interaktionspartnern Aufmerksamkeit zu bekommen, um andere zu veranlassen, bei ihnen zu sein, sich zu kümmern usw. Dabei verwenden sie sogenannte „positive Strategien" wie z.B. schmeicheln, attraktiv sein, unterhaltsam sein, sexy sein usw. Sie verwenden aber auch sogenannte „negative Strategien" wie Jammern und Klagen, Symptome produzieren wie Kopfschmerzen, Herzschmerzen, Schwindel u.a. (vgl. Sachse, 2002, 2004b, 2007).

Weisen Personen einen histrionischen Stil auf, kann dies eine echte Ressource und Quelle sozialer Kompetenz sein. Die Strategien führen dazu, dass man viel Kontakt hat, viel Aufmerksamkeit bekommt und dass man viele Wünsche in sozialen Interaktionen durchsetzen kann. Das Leben ist aufregend, unterhaltsam und spannend. Ist aber eine starke Störung vorhanden, kann das Interaktionspartner nach einiger Zeit (massiv) nerven. Andere wenden sich ab und man erreicht oft das genaue Gegenteil von dem, was man will: Man ist isoliert, wird gemieden, bekommt nur noch wenig Aufmerksamkeit etc.

7.2 Zentrale Beziehungsmotive

Auch die histrionische Störung ist durch charakteristische, hoch in der Motivhierarchie stehende Beziehungsmotive gekennzeichnet. Personen mit histrionischer Persönlichkeitsstörung weisen insbesondere drei zentrale Beziehungsmotive auf:

- Das Motiv nach *Wichtigkeit:* Das Motiv, im Leben anderer Personen eine zentrale Rolle zu spielen, für andere Menschen eine positive Bedeutung zu haben, für andere Personen wertvoll und eine Bereicherung zu sein, ernst genommen zu werden, wahrgenommen zu werden, beachtet zu werden, gehört zu werden; jeweils ohne etwas dafür tun zu müssen.
- Das Motiv nach *Solidarität:* Das Motiv danach, von anderen Menschen Hilfe und Unterstützung zu erhalten, wenn man sie benötigt, und das Bedürfnis danach, Schutz zu erhalten; manchmal auch das Bedürfnis danach, dass andere sich kümmern.
- Das Motiv nach *Verlässlichkeit:* Das Motiv, eine verlässliche Beziehung zu haben, die bestehen bleibt, belastbar ist und nicht „gekündigt" wird.

Besonders bedeutsam und vorrangig ist dabei das Bedürfnis nach Wichtigkeit: Wichtigkeit wird dabei durch interaktionelle Ziele definiert, wie:

- Aufmerksamkeit erhalten,
- ernstgenommen werden,
- gesehen und gehört werden,
- respektiert werden,
- für andere eine irgendwie geartete Bedeutung haben,
- zugehörig sein.

7.3 Dysfunktionale Schemata

7.3.1 Selbstschemata

Das zentrale Selbstschema der HIS schlechthin ist: „Ich bin nicht wichtig." Dieses Schema nimmt eine zentrale Stelle im System der histrionischen Verarbeitung ein. Weitere wesentliche *Selbstschemata* sind:

- Ich bin keine Bereicherung für andere.
- Ich spiele im Leben anderer keine Rolle.

- Ich habe anderen nichts zu bieten.
- Ich bin langweilig.
- Ich bin uninteressant.
- Ich gehöre nicht dazu.

7.3.2 Beziehungsschemata

Zentrale *Beziehungsschemata* sind:
- In Beziehungen bekommt man keine Aufmerksamkeit.
- In Beziehungen wird man ignoriert.
- In Beziehungen wird man nicht respektiert.
- In Beziehungen wird man nicht ernst genommen.
- In Beziehungen wird man nicht gehört/gesehen/wahrgenommen.

Diese Selbst- und Beziehungsschemata machen Klienten allergisch und hyper-sensibel. Sie interpretieren alle Ereignisse, die sich so interpretieren lassen, als „ich werde ignoriert", „ich werde nicht beachtet", „man hört mich nicht" u. a., unabhängig davon, ob Interaktionspartner das wirklich so gemeint haben oder nicht. Und sie reagieren auf alles, was sie so wahrnehmen, allergisch, heftig.

Ein weiteres Schema lautet: *Beziehungen sind nicht solidarisch.* Es enthält Annahmen wie:
- Auf Partner kann man sich nicht verlassen.
- Wenn man Hilfe braucht, dann bekommt man keine.
- Partner sind nicht da, wenn man sie braucht. *Und auch:*
- Niemand kümmert sich um mich.
- Ich werde im Stich gelassen.
- Keiner ist an meiner Seite.

Wie immer, so kann man auch hier negative Selbst- und Beziehungsschemata nicht als Ressourcen ansehen: Diese Schemata müssen vielmehr therapeutisch bearbeitet werden.

7.4 Kompensatorische Normschemata

Personen mit histrionischer Persönlichkeitsstörung gehen aufgrund ihrer dysfunktionalen Schemata davon aus, dass sie ihre wesentlichen Beziehungsmotive nicht „einfach" so, also ohne, dass sie an Bedingungen und Anforderungen an ihre Person geknüpft wären, erfüllt bekommen, sondern dass sie nur durch *Handlungen* ihre Ziele erreichen. So bilden sie normative Schemata, die alle interaktionellen Ziele spezifizieren, die man durch Handlungen erreichen muss. Sie folgen also in hohem Maße den interaktionellen Zielen, die durch die normativen Schemata spezifiziert werden, die jedoch alle *Vermeidungsziele* sind.

Diese Normen können aber auch als Ressourcen dienen, wenn

- die Person nicht mehr annimmt, dass sie nur durch Manipulation Aufmerksamkeit usw. erhalten kann, d.h.
- sie ihre Normen weniger drastisch, absolut u.a. formulieren kann („Ich möchte viel Aufmerksamkeit bekommen!“ statt: „Ich muss unbedingt immer und von jedem Aufmerksamkeit bekommen.“),
- ihre Normen damit realistische Standards aufweisen,
- ihre Normen Ausnahmen zulassen, also Kontexte, in denen die Norm nicht angewandt wird.

Gelingt das, dann steht die Person nicht mehr unter dem Druck, ständig ein extremes Ausmaß an Aufmerksamkeit erhalten zu müssen, kann damit entspannter sein, ihre manipulativen Strategien reduzieren und muss nicht ständig „scannen“, ob sie auch wirklich Aufmerksamkeit erhält.

Dennoch können dann realistische Normen immer noch eine hohe extrinsische Motivation nach Aufmerksamkeit (und allgemein: nach Wichtigkeitssignalen) zur Folge haben. Und damit liegt bei der HIS eine ähnliche Situation vor wie bei den NAR: Die Person ist hoch motiviert, etwas zu tun, um Aufmerksamkeit zu bekommen. Verwendet sie dann angemessene Strategien, dann erhält sie auch ein hohes Ausmaß an Aufmerksamkeit, was sich natürlich sehr positiv auswirken kann.

7.5 Kompensatorische Regelschemata

Personen mit histrionischer Persönlichkeitsstörung entwickeln kompensatorische Regelschemata, in denen sie Interaktionspartnern vorschreiben, wie man mit ihnen umzugehen hat. Solche Schemata sind z.B.:

- Partner (und Therapeuten!) haben mir uneingeschränkte Aufmerksamkeit zu geben!
- Partner haben mir deutlich zu machen, dass ich die Wichtigste (die Einzige) bin!
- Von Partnern erwarte ich uneingeschränkte Aufmerksamkeit (rund um die Uhr)!
- Andere müssen mich ernst nehmen.
- Andere müssen mir zuhören.
- Andere haben immer für mich da zu sein, mich zu unterstützen und sich um mich zu kümmern.

Auch Regeln können bei HIS Ressourcen sein. Genau wie bei NAR sind auch hier Regeln wichtig, um sich abzugrenzen, deutlich zu machen, was man will oder nicht will und dafür ein gewisses Maß an sozialer Kontrolle auszuüben: Damit sind Regeln auch hier sozial wesentlich.

Das Problem ist aber, dass die HIS-Regeln oft krasser formuliert sind als bei NAR und auch krasser interaktionell durchgesetzt werden, d.h. aber, dass die HIS-Regeln meist interaktionstoxischer sind als die NAR-Regeln. Daher müssen Regeln bei HIS *sehr sorgfältig* daraufhin geprüft werden,

- welche Regeln ok sind und welche nicht;
- welche Regeln man bei welchen Interaktionspartnern in welchen Kontexten anwenden kann und wann nicht; und vor allem:
- in welcher interaktionellen Weise man Regeln interaktionell vermitteln sollte *und*
- wie man auf Regel-Nichteinhaltung reagieren sollte!

Der Person muss auch deutlich werden, dass sie immer, wenn sie Regeln sozial durchsetzt, Ressourcen von einem Interaktionspartner „abzieht", d.h. dass sie immer (langfristig) für angemessenen Ausgleich sorgen muss.

7.6 Manipulation

7.6.1 Positive und negative Strategien

Personen mit histrionischer Persönlichkeitsstörung entwickeln positive sowie negative manipulative Strategien. Positive Strategien sind solche, die (zunächst einmal) auf Interaktionspartner positiv wirken, die aber keinen hohen „Impact" haben (Interaktionspartner können sie ignorieren). Negative Strategien sind solche, die für Interaktionspartner zwingend sind, die diese aber auch relativ schnell verärgern können.

Personen mit histrionischer Persönlichkeitsstörung entwickeln *positive Strategien* wie:
- unterhaltsam sein,
- interessant sein,
- attraktiv sein,
- sexy sein,
- erotische Ausstrahlung haben.

Und sie entwickeln *negative Strategien* wie:
- Symptome produzieren,
- Kontrolle ausüben,
- jammern und klagen,
- bedürftig und „arm dran" sein.

Ganz allgemein kann man sagen, dass positive Strategien, wenn man sie angemessen und dosiert verwendet, praktisch immer Ressourcen darstellen: Sie bringen Interaktionspartner mit hoher Wahrscheinlichkeit dazu, sich komplementär zu verhalten und genau das zu tun, was die Person gerne hätte. Und wenn die Person dies dosiert macht und für Ausgleich sorgt, dann haben diese Strategien nur sehr wenige interaktionelle Kosten. Positive Strategien muss eine Person daher fast nie als solche ändern: Sie muss allerdings auch darüber urteilen, in welchem Ausmaß sie bei welchen Personen einsetzen kann und wie sie Ausgleich schaffen kann. Denn wenn eine Person solche Strategien „überdosiert", kann sich ein Interaktionspartner auch durch positive Strategien ausgenutzt fühlen und unzufrieden werden. Interaktionen sind damit auch positive Strategien und keineswegs „ungefährlich".

Negative Strategien sind aber mehr oder weniger „interaktionstoxisch": Sie können Interaktionspartner schnell frustrieren oder verärgern. Bezüglich solcher Strategien sollte die Person immer versuchen, sie möglichst „dosiert" einzusetzen, sie sollte immer reflektieren, wie sie diese abmildern oder sozial angemessener kommunizieren kann. Und vor allem sollte sie hier besonders stark auf Ausgleich achten. Mal eine negative Strategie gezielt anzuwenden, kann sehr effektiv sein: Man kann sich „vor Arbeit drücken", umsorgt werden, verwöhnt werden u.a. und das kann natürlich sehr angenehm sein. Aber man muss immer auf die Dosierung achten!

7.6.2 Images, Appelle und interaktionelle Spiele

Ein Image ist – wie der Name schon vermuten lässt – ein Bild, das die Person von sich beim Interaktionspartner schaffen möchte. Ein Appell ist eine zum Image passende Aufforderung an den Interaktionspartner, etwas Bestimmtes für die Person zu tun oder etwas zu unterlassen. Images und Appelle treten in typischen Kombinationen auf, die dann als komplexes interaktionelles Spiel bezeichnet werden (siehe Sachse & Fasbender, 2010).

Komplexe interaktionelle Spiele, die von Klienten mit histrionischer Persönlichkeitsstörung häufig gespielt werden, sind:

- Armes Schwein
  - Ich bin arm dran, mir geht es total schlecht und das ist unerträglich.
  - Ich kann mir nicht selber helfen.
  - Sieh, wie schlecht es mir geht!
  - Belaste mich nicht noch zusätzlich! Schone mich!
  - Hilf du mir!
- Opfer der Umstände bzw. Opfer anderer Personen
  - Die Umstände sind total ungünstig und schlecht für mich bzw. andere Personen behandeln mich schlecht. Das ist ungerecht.
  - Ich kann für die Schwierigkeiten nichts.
  - Bestätige die Ungerechtigkeit! Sag, dass ich keinen Anteil habe! Exkulpiere mich! Solidarisiere dich mit mir!
- Immer ich
  - Ständig treffen MICH negative Ereignisse, ich kann da aber gar nichts zu.
  - Sieh und bestätige, dass es mir schlecht geht und dass ich benachteiligt werde!
  - Geh vorsichtig mit mir um!
- Blöd-Spiel
  - Ich weiß überhaupt nicht, wie XY gemacht werden muss, ich kann XY gar nicht machen.
  - Du kannst das aber sehr gut.
  - Mach Du XY für mich!
- Dornröschen-Spiel

Im Rahmen dieses Spiels werden eher dezente Images eingesetzt. Die Klienten verhalten sich passiv, ändern und initiieren von sich aus nichts. Dabei signalisieren sie, dass sie nichts tun können. Der Interaktionspartner soll sich noch mehr anstrengen nach der Devise:

- Brich durch die Hecke und küsse mich wach!
- Rette mich! Frag bzw. bitte mich noch mal!

Alle diese Strategien sind, wenn man sie gut einsetzt, *sehr wirksam,* d.h. sie verschaffen der Person Aufmerksamkeit, dass Interaktionspartner sich kümmern, für Ausgleich sorgen, sich bemühen usw. Sie sind aber auch alle *sehr heikel,* denn sie erfordern vom Interaktionspartner hohen Einsatz, hohen Aufwand, hohe Anstrengung, den Verzicht auf andere Aktivitäten usw.: D.h. sich dazu komplementär zu verhalten ist für Interaktionspartner kostenintensiv. Und das hat zur Folge, dass Interaktionspartner nach kürzerer Zeit von diesen Spielen genervt, frustriert, unzufrieden u.a. sind und dass sie anfangen, sich zu ärgern. Daher darf man solche Spiele nur in sehr geringer Dosierung, nur sehr selten spielen und wenn man das tut, muss man in hohem Ausmaß dafür sorgen, dem Interaktionspartner dafür Ausgleich zu schaffen!

Es kann aber durchaus sinnvoll sein, für einen Ernstfall über solche Strategien zu verfügen: Wenn es einem wirklich schlecht geht und der Partner wenig Lust hat, darauf einzugehen, kann man damit seine Ziele durchaus effektiv erreichen.

Insgesamt macht es natürlich Sinn, als Person sowohl über positive als auch über negative Strategien zu verfügen. Sollten positive Strategien zur Manipulation nicht mehr ausreichen, dann gelingt es den erfolgreichen Histrionikern, auf negative Strategien, also auf solche mit hohem Impact, zurückzugreifen, wobei sie dies jedoch dann meist überlegt, vorsichtig und dosiert tun, um den Bogen möglichst nicht zu überspannen. Solche Strategien betreffen insbesondere die Produktion von Symptomen, wie zum Beispiel Panik, Ängste, Depressionen, Migräne-Anfälle. Dadurch gelingt es den erfolgreichen Histrionikern,

- ein sehr breites Spektrum an Strategien abzudecken, wodurch die Wahrscheinlichkeit, dass das erreicht wird, was man will, relativ hoch ist;
- die Strategien so anzuwenden, dass Interaktionspartner oft „amused" und nur selten verärgert sind. Dadurch vermeiden die Histrioniker relativ lange das Einsetzen negativer Interaktionsfolgen;
- immer als „Reserve" Strategien mit hohem Impact in der Hinterhand zu haben, falls die positiven Strategien versagen sollten.

Das alles macht die Klienten interaktionell recht erfolgreich: Sie haben einen großen Bekanntenkreis, viele Freundinnen und Freunde, werden geschätzt, gern gesehen und erhalten auf diese Weise viele Signale von Wichtigkeit (was aber ihr Wichtigkeitsmotiv dennoch nicht zufriedenstellt). Es wird sicher sofort deutlich, dass positive Strategien eine größere Ressource darstellen als negative: Denn dosiert man sie angemessen, ist ihre positive Wirkung auch recht wahrscheinlich. Bei negativen Strategien ist immer größte Vorsicht geboten: Man darf sie sehr dosiert, nur in Ausnahmefällen und dann auch nur in ganz bestimmter Weise einsetzen.

8 Dependente Persönlichkeitsstörung

8.1 Relevante Charakteristika

Das Hauptcharakteristikum der dependenten Persönlichkeitsstörung (DEP) ist, dass sie ein starkes Bedürfnis nach verlässlichen Beziehungen haben, aufgrund ihrer Schemata Beziehungen jedoch nicht für verlässlich halten: Sie befürchten ständig, dass sie von wichtigen Interaktionspartnern verlassen werden könnten, und das ohne Vorwarnung. Aus dieser Befürchtung resultiert ein (starker bis extrem starker) Wunsch, Beziehungen verlässlich zu *machen*. Und das versuchen sie meist dadurch zu erreichen, dass sie sich für den Partner besonders wichtigmachen: Sie versuchen, besonders „pflegeleicht" zu sein, keine Konflikte zu erzeugen, sich dem Partner weitgehend unterzuordnen und ihm möglichst alle Wünsche zu erfüllen. Dadurch erscheinen sie in hohem Maße abhängig. Sie erwecken den Eindruck, ohne den Partner nicht lebensfähig zu sein (vgl. Bornstein, 1993, 1995a, 1995b, 2007; Bornstein et al., 1996; Sachse, 2014c; Sachse, Breil, Sachse & Fasbender, 2013; Sachse & Sachse, 2016).

Um Beziehungen verlässlich zu machen, stellen sie eigene Wünsche und Motive weitgehend zurück und berücksichtigen sie nicht mehr: Dadurch erzeugen sie einen zunehmend schlechten Zugang zu ihrem eigenen Motiv-System und erzeugen damit eine hohe Alienation. Sie wissen damit nicht mehr, was sie möchten, was zu Schwierigkeiten bei Entscheidungen führt.

Um dem Partner möglichst zu gefallen und um keine Konflikte mit ihm zu haben, geben sie Entscheidungen auch an den Partner ab: Er soll für sie Entscheidungen treffen. Auf diese Weise werden sie auch faktisch stark vom Partner abhängig, was natürlich ihre Angst, verlassen zu werden, stärkt, indem es eine Annahme fördert, nicht mehr alleine leben zu können. So geraten die Personen in einen Kreislauf einer selbsterfüllenden Prophezeiung.

8.2 Beziehungsmotive

Das zentrale Beziehungsmotiv der dependenten Persönlichkeitsstörung ist *Verlässlichkeit:* Personen mit dependenter Persönlichkeitsstörung weisen ein sehr starkes Bedürfnis danach auf, Beziehungen als beständig, haltbar, überdauernd, zuverlässig einschätzen zu können. Eine Beziehung, so ist der Wunsch, soll eigentlich ewig halten, soll Belastungen überdauern, standfest sein; ein Partner soll in der Beziehung bleiben und die Beziehung nicht infrage stellen. Er soll auch nicht mit Abbruch der Beziehung drohen, sondern deutlich machen, dass er die Beziehung aufrechterhält, egal, was auch immer passiert.

Ein weiteres wichtiges Beziehungsmotiv ist *Solidarität:* Es ist das Bedürfnis danach, dass der Partner fest an meiner Seite steht, wenn ich ihn brauche, dass er mir jederzeit Hilfe, Unterstützung und Schutz gewährt, dass ich mich an ihn anlehnen kann, mich bei ihm geborgen fühlen kann, mich in seiner Anwesenheit sicher fühle. Der Wunsch ist, dass der Partner eine Art Unterschlupf gewährt, ein Nest, in dem man sich verkriechen kann, wenn man es braucht. Die dependente Persönlichkeitsstörung zeigt von allen Persönlichkeitsstörungen das stärkste Bedürfnis nach Geborgenheit.

Wie bei anderen Persönlichkeitsstörungen, so sind auch hier die Beziehungsmotive an sich nicht das Problem, sondern die Normen: Ein Motiv, dass Beziehungen stabil sein mögen, ist ok, ein Problem ist die absolut formulierte Norm: Beziehungen müssen immer, unter allen Umständen stabil sein!

8.3 Selbstschemata

Selbstschemata von DEP enthalten vor allem Annahmen darüber, dass man andere Personen nicht an sich binden kann. Es sind Schemata wie:

- Ich habe anderen nichts zu bieten.
- Ich habe keine positiven Eigenschaften, die andere binden.
- Wenn ich Probleme mache, gefährde ich die Beziehung. Manchmal auch:
- Ich bin nicht wichtig.
- Ich bin nicht attraktiv.

Aufgrund biografischer Erfahrungen „ignoriert zu werden“ und „allein gelassen zu werden“, aber auch durch die zunehmende, selbst hergestellte Abhängigkeit weisen die Klienten mit dependenter Persönlichkeitsstörung noch ein anderes wichtiges Schema auf: *Ich kann nicht alleine leben!* Sie sind davon überzeugt, dass sie allein nicht klarkommen (obwohl sie in der Regel wissen, dass das nicht stimmt), vor allem aber davon, dass sie den Zustand des Alleinseins *emotional* nicht aushalten könnten. Manchmal findet man hier auch Toxizitätsschemata der Art: „Ich verprelle andere.“ Oder: „Ich habe Eigenschaften, die andere verprellen.“ o. Ä.

Diese negativen Schemata müssen unbedingt therapeutisch bearbeitet werden, insbesondere Toxizitätsschemata müssen gehemmt werden, da sie sich massiv negativ auswirken.

8.4 Beziehungsschemata

Ein zentrales Schema lautet: *Beziehungen sind nicht verlässlich!* Die Person ist davon überzeugt, dass Beziehungen jederzeit aufgekündigt werden können; aufgrund entsprechender biografischer Erfahrungen (und ihrer Verarbeitung!) glaubt die Person auch, dass sie *ohne Warnung* verlassen werden kann, plötzlich, aus heiterem Himmel, sodass sie sich nicht darauf vorbereiten und auch nicht mehr rechtzeitig etwas dagegen unternehmen kann. Die Person glaubt auch, dass Beziehungen nicht belastbar sind, sodass Streitigkeiten, Konflikte, Meinungsverschiedenheiten bereits dazu führen können, dass der Partner die Beziehung verlässt. Die zweite Annahme ist, dass *Beziehungen nicht solidarisch sind:* Partner sind nicht da, wenn man sie braucht, man kann sich nicht einfach darauf verlassen, dass man Unterstützung bekommt, wenn man sie benötigt.

Auch bei DEP kann man dysfunktionale Schemata nicht als Ressourcen ansehen, sondern muss beachten, dass die Ressourcen systematisch behindern. Daher sollten auch hier diese Schemata systematisch bearbeitet werden.

8.5 Normative Schemata

Die normativen Schemata der DEP beziehen sich vor allem auf Aspekte, die dazu dienen, Beziehungen nicht zu gefährden, und auf Aspekte, für einen Partner besonders wichtig zu werden und dadurch die Verlässlichkeit von Beziehungen zu erhöhen. Die dabei verfolgten, übergreifenden, interaktionellen Ziele sind: „Vermeide es um jeden Preis, verlassen und allein gelassen zu werden!" Das zweite Ziel heißt: „Binde den Partner so fest wie möglich an dich!" Und das dritte: „Bring den Partner dazu, ständig für Dich da zu sein, an deiner Seite zu sein!"

Es bilden sich so Schemata wie:
- Vermeide auf jeden Fall Konflikte und Auseinandersetzungen!
- Ordne Dich Deinem Partner unter!
- Versuche, es Deinem Partner immer Recht zu machen!
- Tu nichts, was Deinen Partner verärgert!
- Wichtig ist, was der Partner will, Deine Bedürfnisse spielen keine Rolle!
- Sei absolut solidarisch mit Deinem Partner!
- Sei solidarisch, dann sind andere auch solidarisch!

Wenn man diese Normen betrachtet, dann wird sofort klar, dass sie in solch krasser Formulierung Probleme erzeugen: Daher müssen die Normen in jedem Fall therapeutisch bearbeitet werden. In weniger krasser Form können solche Normen aber durchaus sinnvoll sein, z. B.:
- Vermeide unnötige Auseinandersetzungen.
- Sei in Konflikten kompromissbereit.
- Setze Deine Ziele nicht ohne Rücksicht auf Verluste durch.
- Beachte, was ein Interaktionspartner will.
- Versuche, Ausgleich zu schaffen.
- Gib in Konflikten auch mal nach usw.

Solche Normen führen bei einer Person sicher nicht dazu, dass sie hoch assertiv ist und sich stark durchsetzt. Es muss aber natürlich auch nicht jede Person hoch assertiv sein. Die Normen haben aber sicher die Funktion, dass die Person sich sehr sozial verhält, dass sie bereit ist, auf einen Interaktionspartner einzugehen, dessen Wünsche zu berücksichtigen, zu verhandeln und Kompromisse zu machen. Dies sind durchaus wichtige Bedingungen für das Führen einer guten Beziehung.

In ihrer „krassen“ Form sind die Normen eher dysfunktional, da sie dazu führen, dass eine Person in einer Beziehung

- sich zu stark dem Interaktionspartner „unterwirft“,
- ihre eigenen Motive ignoriert (→ Alienation),
- eigene Ziele nicht durchsetzen kann,
- ihre Entscheidungsfähigkeit verliert u.a.

In leichter Form können die Normen aber durchaus als Ressource fungieren, denn es kann in bestimmten Situationen durchaus sehr sinnvoll sein, einen Konflikt zu vermeiden, sich anzupassen, einem Interaktionspartner entgegenzukommen und etwas für ihn zu tun: In solchen Fällen muss die Person jedoch lernen, *für einen eigenen Ausgleich zu sorgen,* also dafür sorgen, dass sie an anderen Stellen ihre Bedürfnisse durchaus erfüllt bekommt, ihre Ziele realisieren kann usw.

Daher sollten die Normen

- weniger krass formuliert werden,
- spezifizieren, wann, wie und wie lange die Person sich „dependent“ verhalten sollte und
- spezifizieren, wann, wem gegenüber sie das nicht sollte,
- auch Annahmen enthalten, die besagen, dass die Person *für sich sorgen sollte,* eigene Motive ernst nimmt und sich selbst wichtig nimmt.

Es ist ok, wenn eine Person nicht hoch assertiv ist, und es macht unter Umständen Sinn, Konflikte zu vermeiden. Daher können solche Tendenzen durchaus ok sein. Die Person sollte allerdings klären, ab wann sie problematisch werden, z.B. wenn man sich selbst ausbeuten und zu viel gefallen lässt, wenn die eigenen Interessen zu kurz kommen u.a. Und in solchen Fällen sollte man in der Lage sein, seine Normen zurückzustellen.

8.6 Regelschemata

Die Klienten mit DEP weisen kaum Regelschemata auf, da das Setzen und Durchsetzen von Regeln sehr stark mit Konflikten und Auseinandersetzungen verbunden ist, was die Klienten stark vermeiden. Allerdings haben die Klienten meist zwei (eher implizite) Erwartungen: Die Erwartung, dass eine Beziehung verlässlich wird, wenn man sich dem Partner unterordnet, und die Erwartung, dass ein Partner solidarisch ist, wenn man sich selbst solidarisch verhält. Therapeutisch erscheint es oft sinnvoll, mit dem Klienten bestimmte *Regeln zu entwickeln,* also zu definieren, wie man behandelt und vor allem, wie man nicht behandelt werden will! Denn Personen sollten durchaus in der Lage sein, eigene Interessen zu vertreten, eigene Anliegen anzumelden, sich abzugrenzen und Ansprüche auch sozial durchzusetzen. Daher macht es Sinn, mit den Klienten zu erarbeiten, welche Erwartungen sie an Interaktionspartner haben können und haben sollten.

8.7 Manipulative Strategien

Ein Teil der manipulativen Strategien von Klienten mit DEP kann als „eher passiv“ bezeichnet werden: Die Person stellt sich selbst als hilflos, bedürftig, entscheidungsunfähig etc. dar, um Interaktionspartner dazu zu veranlassen, aktiv Verantwortung zu übernehmen (Bornstein, 1995a, 1995b), ihr Aufgaben abzunehmen und für sie da zu sein. Es gibt jedoch auch manipulative Strategien, die man eher als „aktiv“ bezeichnen kann (Bornstein, 1995a, 1995b): Manchmal können Klienten mit DEP durchaus eine Meinung vertreten, hartnäckig ein Ziel verfolgen oder sich assertiv verhalten. Diese Strategien erfüllen dann aber prinzipiell die gleichen Ziele wie die „passiven“ Strategien: Die Person macht deutlich, dass sie für den Interaktionspartner zentral wichtig ist, dass dieser an ihrer Seite bleiben soll; die Strategie soll ebenfalls die Beziehung verlässlich machen.

Aktive Strategien werden (von Personen, die über solche Strategien verfügen – das sind u.E. nicht alle Klienten mit DEP) dann angewandt, wenn die Personen glauben, dass diese bei einem Interaktionspartner erfolgversprechend oder erfolgversprechender sind als passive Strategien. Klienten mit DEP, die sowohl über passive als auch über aktive Strategien verfügen, sind im Sinne des Modells der Doppelten Handlungsregulation Personen mit hoher manipulativer Kompetenz.

Klienten mit dependenter Persönlichkeitsstörung sind im Grunde hoch manipulativ: anders als bei Klienten mit HIS ist ihre Manipulation jedoch wenig auffällig, sehr subtil, sehr gut getarnt. Die Manipulation läuft meist unter der Überschrift: „Ich tue das ja nur für meinen Partner. Ich will ja nur, dass es meinem Partner gut geht. Ich will es ja nur meinem Partner recht machen.“ Diese Tarnung klappt in der Regel recht gut: Es ist oft nur schwer zu erkennen, dass die Klienten mit ihren Strategien gar nicht altruistisch sind, sondern im Wesentlichen *eigene* Ziele sehr stark verfolgen.

Wesentliche Images der DEP sind:

- „Ich tue alles für Dich!“
- „Ich erfülle Dir alle Wünsche!“
- „Ich bin unentbehrlich für Dich!“
- „Ohne mich ist Dein Leben ein schwarzes Loch!“ Aber auch:
- „Ich bin hilfebedürftig!“
- „Ich bin schutzbedürftig!“
- „Ich bin klein, mein Herz ist rein, soll niemand drin wohnen als Du allein.“
- „Ich bin immer für Dich da!“
- „Du kannst Dich voll auf mich verlassen!“
- „Ich stehe jederzeit zur Verfügung!“
- „Ich bin immer da, wenn Du Hilfe brauchst!“

Appelle sind z. B.:

- „Bleib bei mir!“
- „Bleib an meiner Seite!“
- „Verlass mich nicht!“
- „Sei für mich da!“
- „Kümmere Dich um mich!“
- „Übernimm Verantwortung für mich!“

- „Führe mich!"
- „Triff Entscheidungen für mich!"

Wie sofort evident wird, sind die Strategien nicht schlecht: Man manipuliert hier auf eine sehr sanfte, geradezu zuvorkommende Art! Dies kann *auch* auf Interaktionspartner sehr positiv wirken. Und es kann durchaus dazu führen, dass eine Person sich für Interaktionspartner attraktiv macht, indem sie hoch kompromissbereit, zuvorkommend o. Ä. ist. Personen mit DEP sollte allerdings auch klar werden, dass die meisten Interaktionspartner einen *Partner* und keinen Butler wollen: Sie wollen, dass der Partner eine eigene Meinung hat und vertritt, dass er eigene Ansichten und Bedürfnisse hat, ein „Gegenüber" ist. Schon daraus ergibt sich die Notwendigkeit, die „Unterwürfigkeit" zu begrenzen und zu lernen, Konflikte einzugehen, „nein" zu sagen u. a.

Klienten mit dependenter Persönlichkeitsstörung spielen oft eine Variante des „Armes-Schwein-Spiels", die so funktioniert: „Ich bin schwach, ich kann keine Entscheidungen fällen, ich brauche dringend einen starken Partner, bitte übernimm Du die Verantwortung für mich, sag mir, wo's langgeht, führe mich, triff Entscheidungen für mich und damit: bestimme über mich!"

Die Image-Komponente geht in die Richtung: „Ich bin im Grunde ein hilfloses kleines Kind, das dringend einen erwachsenen Führer braucht." und die Appell-Komponente impliziert: „Sei für mich da, kümmere Dich, übernimm Verantwortung!" Dafür erfülle ich Dir jeden Wunsch, auch im Sinne von vorauseilendem Gehorsam: Ich versuche sogar, Dir Wünsche zu erfüllen, bevor Du sie ausgesprochen, ja möglicherweise sogar, bevor Du sie gedacht hast.

In aller Regel ist es den DEP gar nicht bewusst, dass sie überhaupt manipulative Spiele spielen: Sie sind vielmehr in der Regel von ihrem eigenen Altruismus und ihrer eigenen Unbedarftheit zutiefst überzeugt. Sie halten sich gar nicht für geschickt, eher für naiv, nicht für kontrollierend, sondern für unterwürfig.

Solange die Person solche Spiele spielt aus der Annahme heraus, dass viele der Images zutreffend sind (sie fühlt sich tatsächlich schwach oder hilflos u. a.), sind diese Spiele problematisch, denn damit *wird* die Person hilflos und schwach. Gelingt jedoch eine Therapie des negativen Selbstschemas und des negativen Beziehungsschemas, dann baut die Person eine höhere Selbsteffizienzerwartung auf, höheres Zutrauen in sich selbst, reduziert ihre Angst usw.: D. h. sie reduziert stark ihre Abhängigkeit. Unter dieser neuen Bedingung kann sie die Spiele ganz anders spielen: Sie kann vorgeben, schwach zu sein, um vom Partner Hilfe, Unterstützung, Solidarität u. a. zu bekommen, ohne sich dabei *wirklich schwach zu fühlen*. Denn man kann diese Spiele sehr wohl aus einem Gefühl von Souveränität heraus spielen! Sie kann viel für den Partner tun, dann aber vom Partner als eine Art *quid pro quo* erwarten, auch etwas für sie zu tun. Sie kann Konflikte vermeiden, um den Partner positiv zu stimmen, damit sie dann andere Ziele verfolgen kann. Denn viele der dependenten Strategien sind, richtig angewandt, durchaus eine Ressource: Man kann den Partner z. B. hervorragend dazu bringen, Aufgaben und Verantwortung zu übernehmen, unliebsame Entscheidungen zu treffen, solidarisch zu sein etc. Sobald man die Spiele nicht spielen *muss*, weil man nicht anders kann und weil man sich wirklich schwach fühlt, sondern aus einer Position von Stärke heraus spielen *kann*, stellen sie eine große Ressource dar.

9 Selbstunsichere Persönlichkeitsstörung

Hier soll die „spezifische selbstunsichere Persönlichkeitsstörung" (SU) behandelt werden, bei der die Person stark negative Attraktivitätsschemata aufweist, eine (intime) Beziehung möchte, sich aber nicht traut, entsprechende Handlungen zu initiieren (vgl. Sachse, 2019a, 2019b; Sachse, Fasbender & Sachse, 2014).

9.1 Zentrale Beziehungsmotive

Ein zentrales Motiv dieser selbstunsicheren Persönlichkeitsstörung ist *Anerkennung:* Das Bedürfnis, als Person anerkannt und wertgeschätzt zu werden. Wichtig ist dabei:

- Die Anerkennung als Person: Das Feedback, „als Person ok" zu sein, liebenswert zu sein, geschätzt werden zu können.
- Die Anerkennung, über positive soziale Qualitäten zu verfügen: Anderen willkommen zu sein, von anderen geschätzt zu werden und auch
- die Anerkennung, für potenzielle Partner attraktiv zu sein: „Männlich/weiblich" zu sein, über attraktive Eigenschaften zu verfügen.

Wie bei Klienten mit NAR, so geht es auch bei SU um Anerkennung. Dennoch beziehen sich die Motive inhaltlich *auf andere Aspekte:* Bei SU geht es vor allem um *positives Feedback im Hinblick auf relevante soziale Aspekte sowie um Attraktivität*. Rückmeldungen dieser Art wirken besonders positiv (falls sie vom Schema „durchgelassen" werden) und „füttern" das Beziehungsmotiv. Ein weiteres zentrales Motiv ist *Wichtigkeit:* Das Bedürfnis danach, im Leben von potenziellen Partnern eine Bedeutung zu haben und solche Eigenschaften und Fähigkeiten aufzuweisen, die einen für Partner potenziell wichtig machen. Es ist das Bedürfnis nach Rückmeldungen der Art:

- Du hast (aufgrund Deiner Eigenschaften) eine (hohe) Bedeutung für mich.
- Du spielst in meinem Leben als Person eine wichtige Rolle.

9.2 Selbstschemata

Klienten mit selbstunsicherer Persönlichkeitsstörung weisen biografische Erfahrungen auf, die zu negativen Schemata führen, solchen, die den Motiven diametral gegenüberstehen. So glaubt ein Klient mit selbstunsicherer Persönlichkeitsstörung z. B.:

- „Ich bin sozial inkompetent."
- „Ich kann wichtige soziale Erwartungen nicht erfüllen."

- „Ich kann soziale Situationen nicht richtig einschätzen."
- „Ich bin nicht attraktiv."
- „Ich bin nicht männlich/weiblich (genug)."
- „Ich habe anderen nichts zu bieten."

Auch hier wird wieder erkennbar, dass diese Schemata keine Ressourcen beinhalten, sondern dass sie Ressourcen blockieren und behindern.

9.3 Beziehungsschemata

Die Beziehungsschemata von SU sind weniger ausgeprägt als die Selbstschemata. Die Klienten mit SU weisen meist Annahmen auf wie:

- „Von Interaktionspartnern wird man ständig beobachtet und bewertet."
- „Wenn man unangenehm auffällt, hat das sofort negative Konsequenzen."
- „Andere legen hohe Standards an mein Verhalten an."
- „Andere tolerieren keine sozialen Fehler."
- „Wenn man in Gruppen auffällt, fällt man negativ auf."
- „Im Mittelpunkt zu stehen ist gefährlich."

Auch diese Schemata kann man nicht als Ressourcen, sondern nur als Hindernisse ansehen.

9.4 Normative Schemata

Die Klienten mit SU weisen, wie ausgeführt, massive Vermeidungsannahmen auf:

- „Zeige möglichst wenig von Dir, dann kannst Du auch keine Fehler machen."
- „Vermeide auf jeden Fall, Dich zu blamieren oder Dich lächerlich zu machen."
- „Vermeide soziale Kontakte, die nicht sicher sind."
- „Vermeide es, im Zentrum von Aufmerksamkeit zu stehen."
- „Sprich nur über Themen, bei denen Du Dich wirklich gut auskennst."
- „Gib in relevanten Interaktionssituationen möglichst wenig über Dich preis, denn alles, was Du zeigst, kann gegen Dich verwendet werden!"
- „Sprich potenzielle Partner nur dann an, wenn Du sicher bist, dass es klappen wird."
- „Ansonsten halte Dich bedeckt und taste Dich langsam vor."
- „Vermeide es auf jeden Fall, Dich vor einem potenziellen Partner zu blamieren!"

Es ist auf den ersten Blick schwierig, in diesen Normen Ressourcen zu erkennen: Die Normen scheinen eher durchgängig funktionales Handeln zu blockieren. Das ist aber kontext-abhängig: Es kann Situationen geben, in denen Zurückhaltung, Vorsicht, Abwarten u.a. durchaus sinnvoll sein können.

Zurückhaltend, abweisend u.a. zu sein, kann sich als nützlich erweisen in Kontexten, die sehr komplex, sehr unübersichtlich sind, in Kontexten, in denen es nicht wichtig ist, im Mittelpunkt zu stehen oder assertiv aufzutreten: Man wartet ab, schätzt die Lage ein und trifft Entscheidungen. Es kann auch durchaus von Vorteil sein, anderen die Initiative zu überlassen. Daher sollte man therapeutisch die „Angst-Komponente aus den Schemata" herausnehmen: Man tut Dinge, weil man sie will und nicht, weil ein gegenteiliges Handeln Angst macht. Reduziert man eine Ja-Tendenz, ist das Ziel, die Dinge, die man gut kann, sinnvoll einzusetzen – das Ziel ist nicht, zu aus Klienten mit SU einen Klienten mit HIS zu machen.

9.5 Regelschemata

Die Klienten mit SU haben (bedingt durch ihre aus den Schemata resultierenden Ängste) praktisch keine Regelschemata entwickelt: Denn Regelschemata entwickeln sich, wenn die Klienten den Eindruck haben, dass sie von ihrer Kompetenz soziale Kontrolle haben und dass ihnen soziale Kontrolle zusteht. Beide Annahmen haben Klienten mit SU aber nicht. Daher können sie auch keine Regelschemata entwickeln. Allenfalls in ihrer Phantasie kommen solche Schemata manchmal zum Tragen. Auch hier erscheint es für diese Klienten Sinn zu machen, *Regeln zu entwickeln,* um soziale Situationen etwas besser kontrollieren zu können.

9.6 Manipulation

Die Klienten mit selbstunsicherer Persönlichkeitsstörung sind von allen Persönlichkeitsstörungen am wenigsten manipulativ. Dies liegt einmal an der hohen Ich-Dystonie: die Klienten übernehmen relativ viel Verantwortung für ihre Probleme selbst. Andererseits liegt es aber wahrscheinlich auch daran, dass man bei dieser Störung nicht viel an Manipulation entwickeln *kann:* Denn Manipulation erzeugt immer Aufmerksamkeit, und genau *das* wollen die Klienten möglichst vermeiden. Außerdem erfordern Manipulationen Nähe und Beziehung, und gerade das weisen Klienten nicht auf. Daher gibt es höchstens Appelle an den Therapeuten der Art:

- Finden Sie mich in Ordnung?
- Meinen Sie, dass ich männlich wirke?
- Finden Sie, dass ich ein Langeweiler bin? o. Ä.

Es gibt aber auch Personen mit SU, die aus ihrer „Schüchternheit" Gewinn schlagen können und die damit geschickt manipulieren können: Dies kann man durchaus als Ressourcen verwenden.

Ein solches „Ich-bin-schüchtern-Spiel" impliziert, dass man sich als schüchtern, gehemmt, unsicher *darstellt,* also in Interaktionen ein entsprechendes Image aufbaut mit dem Appell: „Mache den ersten Schritt auf mich zu!", „Ich bin zu einer Beziehung bereit.", „Ich traue mich aber nicht, also tu Du etwas!". Dieses Spiel kann durchaus Charakteristika von „Dornröschen" haben, kann aber, wenn man es gut spielt, durchaus dazu führen, dass Interaktionspartner tatsächlich die Initiative übernehmen.

10 Passiv-aggressive Persönlichkeitsstörung

10.1 Beschreibung der Störung

Die passiv-aggressive Persönlichkeitsstörung (PAS) ist eine Distanz-Störung: Personen mit dieser Störung oder diesem Stil sind anderen Personen gegenüber eher misstrauisch und distanziert; es dauert länger, bis sie anderen so weit vertrauen, dass sie sie „an sich heranlassen" (Hopwood et al., 2009; Millon, 1996, 2011; Millon & Radanov, 1995; Sachse & Sachse, 2017).

Der Kern der Störung ist eine *Grenzproblematik:* Die Person befürchtet, dass andere ihre Grenzen überschreiten und in ihrem Territorium Schaden anrichten könnten. Diese Schemata der Art „andere verletzen meine Grenzen" gehen meist auf entsprechende Erfahrungen in der Biografie zurück: Wichtige Bezugspersonen haben sich grenzüberschreitend verhalten: Zimmer kontrolliert, Tagebücher gelesen, Dinge ohne Erlaubnis weggeworfen u. a.

Hätten die Personen allerdings nur das Schema „andere überschreiten meine Grenzen", dann könnten sie ihre Grenzen durchaus offen und direkt schützen, das tun sie aber nicht. Und dass sie es nicht tun, geht auf ein Schema der Art zurück: „Wenn ich meine Grenzen offen verteidige, dann wird alles schlimmer, dann verstärkt der Eindringling seine Aktionen und verschärft seine Kontrollen." Daher kommt eine offene oder „offen aggressive" Verteidigung nicht infrage: Vielmehr wird die Verteidigung indirekt, intransparent und damit stark manipulativ. Dabei kommen dann zwei Faktoren zusammen:

1. Aufgrund ihrer Schemata sind Personen mit PAS extrem sensibel und „hyperallergisch" auf alle Handlungen, die sie als „grenzüberschreitend" interpretieren können: Dies kann eine Frage sein, von der die Person meint, „das geht den Fragenden nichts an", das kann die Anweisung eines Chefs sein, von der die Person meint, „das steht dem Chef nicht zu" usw.
2. Aufgrund des Schemas „wenn ich mich wehre, wird alles schlimmer", kann sich die Person aber nicht offen abgrenzen, sondern muss sich so „verteidigen", dass sie für diese Aktion nicht verantwortlich gemacht werden kann. Also realisiert sie *zwei* Aktionen:
   - Unmittelbar sagt sie auf die Anweisung des Chefs z. B.: „Ja Chef, ist ok, bis morgen haben Sie die Akte auf dem Tisch."
   - Und am Morgen sagt sie dann z. B.: „Tut mir leid Chef, ich war gerade dabei, die Akte fertigzumachen, da rief meine Frau an und, was soll ich Ihnen sagen, sie ist von der Leiter gefallen! Daher konnte ich den Vorgang leider nicht fertigmachen."

Diese *„indirekte" und intransparente Sabotage* führt schnell zu interaktionellen Problemen, denn nach einigen solcher Aktionen werden die Personen mit PAS von Interaktionspartnern eingeschätzt als

- unzuverlässig,
- unsolidarisch,
- nicht vertrauenswürdig oder sogar als
- hinterhältig,
- sabotierend o.Ä.

10.2 Was ist passiv-aggressives Handeln?

Um zu definieren, was „passiv-aggressives" Handeln bedeutet, muss man zunächst bestimmen, was (offen) aggressives Handeln ausmacht. Aggressives Handeln und seine Gründe sind hoch komplex, daher möchte ich mich hier auf wenige Essentials konzentrieren (vgl. Geen, 2001; Krahé, 2001; Krahé & Greve, 2006).

Aggressives Handeln ist solches, das von einer Person ausgeführt wird, um einer anderen Person zu schaden oder einen Gegenstand zu beschädigen. Personen zeigen aggressives Handeln oft, weil sie wütend sind (auf jemanden oder etwas), vor allem, weil sie den Eindruck haben, dass eine Person oder eine Sache sie behindert, sabotiert oder nicht das tut, was sie wollen. Das Auto springt nicht an, jemand beleidigt mich, jemand ist unzuverlässig, enttäuscht mich o.Ä. Dabei habe ich den Eindruck, dass mir bestimmte Dinge zustehen (das Auto hat anzuspringen, man hat mich respektvoll zu behandeln o.Ä.) und ich habe die Annahme, dass ich legitimiert bin, andere „zu strafen" oder meiner Aggression „freien Lauf lassen zu dürfen".

Aggressivität kann sich dabei ganz unterschiedlich ausdrücken: Man kann „vor Wut kochen", dennoch kann man sein Handeln noch kontrollieren; man kann laut werden, schreien, jemanden beleidigen, abwerten usw. oder man kann schlagen, mit Gegenständen werfen o.Ä. Man kann sehr milde aggressiv sein (etwas „sarkastisch") oder man kann so aggressiv sein, dass man Gesundheit oder Leben anderer gefährdet.

Ob sich „Wut" tatsächlich in aggressives Handeln umsetzt, ist somit auch davon abhängig, ob man solches Handeln grundsätzlich für angemessen hält oder ob soziale Normen die Person davon abhalten („man schädigt andere nicht"). Und es ist davon abhängig, wie gut die Emotions- und Impulskontrolle funktioniert, also ob man seine Wut „runterregulieren" kann oder die aggressiven Impulse kontrollieren kann. Daher drückt sich nicht jede Wut in Aggression aus. Diese Art von Aggression kann man als „emotionsbedingt" bezeichnen, da sie der Emotion „Wut" folgt: Sie ist die Folge eines Emotionsprozesses (Sachse & Langens, 2014a, 2014b, 2014c).

Diese sogenannte „emotionsbedingte Aggression" unterscheidet sich von einer anderen Art der Aggression, die man als „instrumentelle Aggression" bezeichnet: Man wird laut, abwertend, zeigt Drohgebärden usw. nicht, weil man wütend ist, sondern weil man damit etwas erreichen will: Man will einen Interaktionspartner einschüchtern, damit er tut, was man will, man droht jemandem, damit er etwas Bestimmtes nicht tut o. Ä. In diesem Fall geht es also nicht im Wesentlichen darum, einen Interaktionspartner (IP) zu schädigen: Vielmehr geht es darum zu erreichen, dass er etwas für mich tut, das mir nützt oder etwas nicht tut, was mir schadet. Ich will also eine Art von Kontrolle über den IP erreichen. Damit ist „instrumentelle Aggression" eine Form von Manipulation.

Wesentlich ist auch, dass man „offene" und „verdeckte" Aggression unterscheiden kann. Offene Aggression bedeutet dabei immer, dass ein Interaktionspartner die aggressive Handlung relativ leicht als solche erkennen kann: Sie ist nicht getarnt oder versteckt, und das soll sie ja auch nicht sein. Offene Aggression ist damit „transparent": Ein IP kann die Handlung als aggressiv erkennen, er kann meist auch die Gründe der Aggression erkennen und er kann erschließen, was die Person will.

„Verdeckte Aggression" bedeutet, dass ein Handeln zwar in gewisser Weise dem IP schadet, dass dieser dies aber nicht ohne Weiteres erkennen kann: Er bemerkt den aggressiven Charakter des Handelns nicht (oder nicht sofort). Und er erkennt auch nicht, was die Person eigentlich will, er erkennt nicht, dass er zu Handlungen veranlasst werden soll, die er „eigentlich" gar nicht ausführen will (d. h. er erkennt nicht, dass er „instrumentalisiert" wird. Diese verdeckte, nicht-offene Art der Aggression kann man auch als „passiv" bezeichnen: Sie ist indirekt, geht nicht in direkte Konfrontation mit dem IP (Sachse & Sachse, 2017). Damit ist „passive Aggression" *manipulativ*.

Und das ist das Charakteristikum der sogenannten „passiven Aggressivität": Es handelt sich auch um ein aggressives Handeln, da es auch andere Personen beeinträchtigt (genau das macht es ja zu einem „aggressiven" Handeln!). Es soll den IP zu etwas veranlassen, was er im Grunde nicht will und das so, dass er nicht begreift, was eigentlich passiert. Das Handeln ist aber immer instrumentell, manipulativ und immer verdeckt oder getarnt (vgl. Costa & Widiger, 1993; McCann, 2009; Millon, 2011).

10.3 Zentrale Beziehungsmotive

Das zentrale Motiv der passiv-aggressiven Persönlichkeitsstörung ist die *Unverletzlichkeit der eigenen Grenzen*. Dieses Motiv ist ganz zentral in der Motiv-Hierarchie: Die eigenen Grenzen müssen unbedingt gewahrt und geschützt werden.

Ein weiteres zentrales Motiv ist *Autonomie:* In der Regel waren in der Biografie Grenzverletzungen mit Einschränkungen der Autonomie verbunden: mit Kontrolle, Überwachung, Bevormundung, Verboten und Einschränkungen. Daraus resultiert ein starkes Bedürfnis, heute vollständig selbst über das eigene Leben entscheiden zu können und sich nicht einschränken und nicht kontrollieren zu lassen, also die eigene Autonomie zu wahren.

Die hohe Autonomie macht Klienten mit PAS auch hochgradig anfällig für *Reaktanz:* Therapeuten müssen damit rechnen, dass alle Interventionen, die Klienten als Einschränkungen ihrer Freiheit auffassen können (und das können sie schnell!), Reaktanz auslösen.

10.4 Selbstschemata

Die Klienten mit passiv-aggressiver Störung weisen in der Regel ein defizitäres Selbstkonzept auf mit vielen Selbstzweifeln, u. a.:

- Ich bin nicht in der Lage, meine Grenzen offen zu schützen.
- Ich habe keine Selbsteffizienz.

Selbstzweifel führen oft zu Grübeleien, Konzentrationsstörungen, Arbeitsstörungen, Leistungsverminderungen. Besonders wichtig ist es therapeutisch, die Annahme einer niedrigen Selbsteffizienz im Hinblick auf eine Verteidigung eigener Grenzen zu bearbeiten. Dies ist ein „Kindschema“: Eine erwachsene Person ist in aller Regel dazu gut in der Lage!

10.5 Beziehungsschemata

Ein zentrales Beziehungsschema, das sich aufgrund der biografischen Erfahrungen bildet, ist das Schema „Andere respektieren meine Grenzen nicht.“ oder „Andere werden meine Grenzen überschreiten.“ oder „Andere achten nicht von sich aus auf meine Grenzen.“ Aufgrund dieses Schemas *rechnet* die Person mit passiv-aggressiver Persönlichkeitsstörung mit Grenzverletzungen, sie *erwartet* bereits solche Überschreitungen, und sie ist damit *extrem sensibel* gegenüber allem, was sich auch nur ansatzweise als Grenzverletzung interpretieren lässt. Aufgrund dieser extremen Sensibilität sieht die Person damit auch oft in völlig harmlosen Interaktionen von Partnern Grenzverletzungen (was die Partner dann oft beim besten Willen nicht nachvollziehen können). Und sie reagieren dann hochgradig allergisch darauf. Man kann damit sagen: *Klienten mit passiv-aggressiver Persönlichkeitsstörung sind extrem grenzverletzungsempfindlich!*

„Passive Aggressivität“ hat zwei Komponenten:

- Auf der offenen Kommunikationsebene ist man zugewandt, kooperativ, zugänglich. Sagt der Chef z. B.: „Könnten Sie das mal bis morgen erledigen?“, und die Person betrachtet dies als Grenzüberschreitung oder Autonomie-Einschränkung, dann bleibt sie dennoch zugewandt. Sie sagt dann z. B.: „Natürlich Chef, wird erledigt.“, lächelt und zeigt keinerlei Reaktion.
- Auf der indirekten Ebene wird der Auftrag jedoch sabotiert: Die Person erledigt es einfach nicht. Und wenn sie dann zur Rechenschaft gezogen werden soll, dann versucht sie, für die Sabotage auf keinen Fall die Verantwortung zu übernehmen. Also sagt sie z. B. zum Chef: „Ach, tut mir furchtbar leid, habe ich ganz vergessen!“ oder: „Leider hat sich mein Hund die Pfote verstaucht, und ich musste leider die ganze Zeit über beim Tierarzt sitzen.“ o. Ä. „Aggressiv“ heißt diese Strategie deshalb, weil es sich um eine, den Partner schädigende Sabotage handelt, also schon aggressive Aspekte aufweist; „passiv“ deshalb, weil die Sabotage indirekt, verdeckt, intransparent erfolgt und die Person dafür keine Verantwortung übernimmt.

10.6 Normative Schemata

Wesentliche Schemata sind hier:
- Schütze Deine Grenzen!
- Lass überhaupt keine Grenzverletzung zu!
- Lass niemanden auf Dein Territorium, es sei denn, dieser kann als „sicher" gelten!
- Gib möglichst nichts von Dir preis!
- Verteidige Deine Grenzen nicht offen!
- Verteidige Deine Grenzen so, dass Du dafür nicht verantwortlich gemacht werden kannst!

Diese Normen stellen in sehr hohem Ausmaß Vermeidungsziele dar. Und auf solche *Vermeidungen* ist die Aufmerksamkeit der PAS in hohem Maße konzentriert. Therapeutisch ist es besonders wichtig, an den Annahmen zu arbeiten, man solle seine Grenzen nicht offen verteidigen. Dies setzt voraus, dass man vor allem die Annahme „Ich kann meine Grenzen nicht schützen" bearbeitet hat!

Die Person sollte in der Therapie die Normen weniger krass formulieren und spezifizieren, wann, unter welchen Bedingungen und wem gegenüber eine Grenzschützung sinnvoll ist. Dann kann die Norm durchaus konstruktiv werden, denn eine effektive Abgrenzung, vor allem Personen gegenüber, die wirklich intrusiv sind, ist sinnvoll.

10.7 Regelschemata

Personen mit PAS weisen starke Regelschemata auf, z. B.:
- Ich erwarte, dass andere meine Grenzen akzeptieren!
- Ich erwarte, dass andere meine Grenzen nicht überschreiten!
- Ich erwarte, dass andere mich nicht einschränken oder kontrollieren!

In aller Regel sind auch hier die Regeln auch deshalb dysfunktional, weil sie zu krass, zu stark formuliert sind, keine Ausnahmen enthalten und weil die Regeln sozial zu harsch durchgesetzt werden. Therapeutisch ist es daher wesentlich, hier die Regeln entsprechend zu modifizieren.

10.8 Manipulation

Klienten mit passiv-aggressiver Persönlichkeitsstörung sind hoch manipulativ; dabei halten sie andere auf Distanz. Durch die manipulativen Strategien schützen sie ihre Grenzen, ihre Autonomie, ja, in gewisser Weise sogar ihre Identität. Denn ihre Angst kann inzwischen sein, dass die Grenzverletzungen und Autonomie-Einschränkungen zu einer Beeinträchtigung der eigenen Identität führen könnten.

Manipulativ sind Klienten aber vor allem dadurch, dass sie „Sabotagen" so ausführen, dass sie dafür nicht verantwortlich gemacht werden können. Hier kann es durchaus sein, dass sie Storys „erfinden“ und Ausreden benutzen, die schlicht in keiner Weise stimmen. Daher muss man damit rechnen, dass PAS „die Wahrheit leicht bis stark beugen“.

Die meisten Klienten mit passiv-aggressiver Persönlichkeitsstörung haben zumindest eine Ahnung davon, dass sie auf diese Weise manipulativ sind; vielen sind diese Strategien auch ganz bewusst. Einige sind sich auch über die Kosten im Klaren. Dennoch ist ihnen ihre Grenzverteidigung so wichtig, dass sie die Strategien trotz der Kosten beibehalten.

Ein *Image,* das die Personen aufmacht, ist: „Ich bin kooperativ“ und: „Auf mich kann man sich verlassen.“ Außerdem machen sie Images auf wie: „Mit mir muss man sich nicht streiten.“ und: „Mit mir kann man über alles reden.“ Interaktionspartner brauchen jedoch in der Regel nicht sonderlich lange, um zu erkennen, dass die Klienten diese Images nicht in die Tat umsetzen: Sie sehen schnell, dass man sich auf die Person keineswegs verlassen kann, dass sie keineswegs zu dem stehen, was sie versprechen, und dass man keineswegs mit ihnen über die bestehenden Probleme reden kann. Das heißt: Die Images „platzen“ relativ schnell.

Appelle senden die Klienten mit passiv-aggressiver Persönlichkeitsstörung eher indirekt durch ihr tatsächliches Verhalten, z. B.:
- Halte Distanz!
- Halte Dich aus meinen Angelegenheiten heraus!
- Gib mir keine Anweisungen!
- Lass mich in Ruhe!
- Respektiere mich!

Solange man diese Art der Strategie dosiert und gezielt anwenden kann, wird sie gute Dienste leisten; sollte man aber die Kontrolle darüber verlieren, dann geht das Ganze nach hinten los. Und das kann passieren, wenn man eine sogenannte „passiv-aggressive Persönlichkeitsstörung“ oder einen „Persönlichkeitsstil“ aufweist. In diesem Fall will man nicht, dass ein Interaktionspartner sich in die eigenen Angelegenheiten einmischt oder seine Grenzen überschreitet. Aus biografischen Gründen ist man dagegen „hoch allergisch“. Daher entwickeln die Klienten in hohem Maße passiv-aggressive Strategien und zum Teil auch sehr elaborierte Strategien. Und sie wenden sie natürlich sehr häufig und in hohem Ausmaß an. Das Problem dabei ist jedoch, dass sie diese Strategien zu häufig, schon bei kleinen Anlässen anwenden, und dass sie die Strategie selbst kaum noch unter Kontrolle haben.

Und das hat fast immer recht schnell recht unangenehme interaktionelle Konsequenzen: Denn wenn die Klienten einmal betonen, wie zuverlässig sie im Grunde sind und dass man mit ihnen alles besprechen kann, dann glaubt man ihnen die Ausrede, mit der sie begründen, warum sie gerade jetzt und heute leider etwas nicht tun können, ein oder zwei Mal. Und wenn sie viel Glück haben auch ein paar Mal mehr. Drücken sie sich aber ständig mit immer neuen Ausreden, dann dämmert dem Interaktionspartner allmählich, dass
- man sich nicht auf sie verlassen kann,
- ihre Behauptungen von Zuverlässigkeit nicht stimmen,
- ihre Ausreden gelogen sind,

- sie sich vor Arbeit und vor Verantwortung drücken und
- sie damit Interaktionspartner ausbeuten und manipulieren.

Und das ist kein gutes Image: Denn niemand wird ihnen mehr vertrauen, alle werden sie meiden; niemand wird sie mehr respektieren und niemand will mehr mit ihnen zusammenarbeiten! Diese Art von Interaktionsverhalten weist nach längerer und oft schon nach kurzer Zeit hohe interaktionelle Kosten auf: Es ist die ideale Strategie, um (offen gesagt) ein „Arschloch-Image" zu bekommen. Und wenn man das erst einmal hat, dann wird man es nur schwer wieder los: Denn wenn man das Vertrauen in eine Person verloren hat, wird man ihrer „Verhaltensänderung" auch nicht trauen. Und so geht eine an sich sehr effektive Strategie dann völlig „nach hinten los" und erzeugt viel mehr Beziehungskosten als Gewinne!

10.9 Positive Nutzung passiv-aggressiver Strategien

Wendet man passiv-aggressive Strategien sehr dosiert und vorsichtig an, können sie einer Person gute Dienste leisten.

Eine passiv-aggressive Strategie kann am besten an einem Beispiel illustriert werden: Nehmen Sie an, Sie wollen an Ihrem Arbeitsplatz in Ruhe Ihrer Arbeit nachgehen und stehen schon unter Zeitdruck, sodass sie nicht gestört werden wollen. Dennoch kommt Ihr Chef und gibt Ihnen einen Auftrag, den Sie aber nicht machen wollen. Nun können Sie sich über Ihren Chef ärgern und offen aggressiv reagieren, z. B.: „Wissen Sie was Chef, Sie haben mir diese dämliche Aufgabe doch selbst aufgebrummt und nun stören Sie mich auch noch dabei! So geht das nicht!" Damit erkennt der Chef sofort, dass sie aggressiv sind, und unter Umständen reagiert er ebenfalls aggressiv. Interaktionell herrscht jedoch Klarheit: Jeder weiß, was abläuft und woran er ist. Allerdings nehmen Sie dann auch das Risiko auf sich, dass nun der Konflikt eskaliert und „das Imperium zurückschlägt": Der Chef kann nun seinerseits aggressiv reagieren, wodurch Sie sich in eine unangenehme Lage bringen können. Und: Durch die offene Konfrontation machen Sie nicht nur deutlich, dass Sie Kooperation verweigern, Sie übernehmen damit auch für Ihr Handeln die *Verantwortung:* Sie machen deutlich, dass *Sie* es nicht wollen, dass *Sie* sich weigern: Und der Chef kann Sie damit schnell auch „zur Verantwortung ziehen". Sie können daher zu dem Schluss kommen, es nicht auf eine offene Auseinandersetzung ankommen zu lassen und stattdessen eine passiv-aggressive Strategie zu realisieren.

In diesem Fall gehen Sie *strategisch* vor: Sie wollen die Aufgabe nicht machen, und Sie wollen Sie verweigern, aber Sie wollen nicht, dass klar wird, *dass* Sie sie verweigern: Sie wollen also die Verantwortung für Ihre Verweigerung nicht auf sich nehmen. Ihre Verweigerung muss daher „versteckt" laufen, Sie müssen versuchen, die Tatsache, dass Sie etwas nicht machen, so darzustellen, als *konnten* Sie sie nicht machen und müssen dafür „Umstände" oder andere Personen verantwortlich machen. Daher entsteht der Eindruck: Eigentlich *wollten* Sie es ja machen (was eindeutig nicht stimmt), aber leider *konnten* Sie es nicht machen (was nicht zutrifft) und dafür sind bestimmte Umstände verantwortlich (die es in Wahrheit gar nicht gibt oder die tatsächlich nichts dafürkönnen).

Dann erfinden Sie eine Story, die nicht stimmt, die Ihren Chef, falls er sie glaubt, jedoch in die Irre führt: Z.B. sagen Sie: „Wissen Sie Chef, ich weiß, die neue Aufgabe ist extrem wichtig und ich würde Sie ja auch sehr gerne ausführen, aber ich habe solche Kopfschmerzen, ich wollte mich gerade krankmelden. Tut mir wirklich sehr leid."

Auf diese Weise:
- erreichen Sie es, sich vor der Aufgabe zu drücken,
- machen dafür jedoch eine fiktive Ursache („Kopfschmerzen") verantwortlich und
- müssen daher die Verantwortung für Ihr Handeln nicht selbst übernehmen,
- was dazu führt, dass der Chef praktisch nichts dagegen unternehmen kann (er wird hilflos) und
- dass er Ihnen auch nicht böse sein kann, Sie also keine „Vergeltung" fürchten müssen,
- vor allem kann er Ihnen nicht böse sein, weil Sie es ja machen wollten und das Ganze Ihnen ja Leid tut,
- vielleicht schaffen Sie es auch noch, dass der Chef sogar Mitleid mit Ihnen hat!

Wie man unmittelbar erkennen kann, hat eine solche Strategie einige herausragende Vorteile! Man schlägt gewissermaßen mehrere Fliegen mit einer eleganten Klappe.

Eine solche Strategie ist *manipulativ,* da
- Sie eine Lüge auftischen und als Ursache des „Nicht-Handelns" etwas angeben, das nicht existiert (z. B. „Kopfschmerzen"),
- die Lüge erst einmal plausibel ist und nicht ohne Weiteres widerlegt werden kann,
- sie den Interaktionspartner aushebelt und hilflos macht,
- Sie den IP damit *veranlassen, etwas zu tun, was er eigentlich nicht tun will* (eigentlich will er Sie zur Rechenschaft ziehen, aber stattdessen lässt er Ihnen Ihr Handeln durchgehen und hat sogar noch Verständnis; vgl. Sachse & Sachse, 2010).

Dabei tarnen Sie aber Ihre wirklichen Absichten („Faulheit"), geben Absichten vor, die Sie gar nicht haben, und zwar so, dass alles nur schwer zu durchschauen ist, sodass der Interaktionspartner tatsächlich nicht durchschaut, was genau läuft, und deshalb etwas tut, was er eigentlich nicht tun will (er gibt nach). Diese Aspekte definieren manipulatives Handeln.

Richtig angewandt kann diese Strategie aber (vor allem im Berufsalltag) sehr gute Dienste leisten! Denn gerade einem Chef gegenüber kann man sich auf diese Weise gut abgrenzen, ohne Konflikte eingehen zu müssen.

Wenn Sie etwas machen sollen, das Sie nicht machen wollen,
- dann sagen Sie als Erstes, dass Sie das für eine gute Idee halten,
- und dass Sie das natürlich gerne auf alle Fälle tun möchten,
- dass es aber leider bestimmte Gründe gibt, die Sie daran hindern,
- für die Sie nichts können,
- was Ihnen natürlich extrem leid tut.

Und dann erfinden Sie Gründe, die nicht existieren, die aber plausibel sind. Falls der Chef Ihnen eine Aufgabe gibt, die Sie bis morgen Mittag erledigt haben sollen, dann rufen Sie fünf vor zwölf beim Chef an und sagen ihm: „Wissen Sie was Chef, was soll ich Ihnen sagen, ich saß heute schon um 8 Uhr an Ihrem Auftrag und kam gut voran und um 9 Uhr

- hat meine Frau angerufen: sie ist von der Leiter gefallen und hat sich den Fuß gebrochen und wir waren den ganzen Vormittag im Krankenhaus;
- hat meine Frau angerufen, unser Hund hat sich die Pfote gebrochen und wir mussten unbedingt zum Tierarzt;
- hat meine Mutter angerufen, mein Vater hatte einen Schlaganfall und ich musste ihr dringend helfen usw.
- Das alles war furchtbar unangenehm und stressig für mich.
- Und das alles tut mir unendlich leid.
- Aber leider konnte ich nicht anders handeln.

Wenn es Ihnen dann noch gelingt, das Ganze zerknirscht und dramatisch-gebeutelt zu vermitteln, dann haben Sie den Chef im Sack! (Aber: Vorsicht, kein „over-acting"!)

Wie Sie leicht erkennen können, wird es Ihnen mit dieser Strategie leicht gelingen, sich viel Unangenehmes vom Hals zu halten. Die Strategie hat hohes Potenzial! Auch Partnern gegenüber kann man sich damit „vor Aufgaben drücken", sich Arbeit vom Hals halten usw. Will Ihr Mann mit Ihnen unbedingt die neueste Star-Wars-Trilogie im Kino sehen und Sie möchten diese auf keinen Fall sehen, Ihren Mann jedoch auch nicht enttäuschen bzw. für die Sabotage nicht zur Rechenschaft gezogen werden, dann sagen Sie nicht „Schatz, darauf habe ich keinen Bock", sondern: „Meine Mutter hat gerade angerufen, es geht ihr schlecht. Du weißt ja, wie sie ist. Ich muss mich kümmern. Schatz, es tut mir so leid, wir holen das nach." Natürlich wissen Sie, dass der Film „durch" ist und es ein Nachholen nicht geben kann. Schade aber auch!

Wenn man diese Art von Strategie anwendet, darf man zwei Fehler nicht machen: Man darf sie nicht inflationär anwenden und es nicht übertreiben! Denn wenn man das ständig machen, wird der IP sauer und glaubt dann die Ausreden irgendwann nicht mehr. Und man darf sich nicht erwischen lassen! Denn sobald der Interaktionspartner die Story nicht mehr glaubt, ist die Strategie hin. Übertreibt man es, wird der Interaktionspartner entweder misstrauisch oder sauer. Daher gilt:

- Wirklich nur gelegentlich anwenden!
- Nur mit Storys arbeiten, die plausibel sind und die nicht falsifiziert werden können!
- Immer starkes Bedauern zum Ausdruck bringen, dass man es leider nicht tun kann!

Und: Immer wieder sollte der Interaktionspartner die Erfahrung machen, dass er sich doch auf den Klienten verlassen kann! Denn glaubt er das, wird er ihm auch die gelegentlichen Ausreden abnehmen.

11 Schizoide Persönlichkeitsstörung

11.1 Beschreibung der Störung

Personen mit einer schizoiden Persönlichkeitsstörung (SCH) gehen aufgrund ihrer Schemata davon aus, dass „Beziehungen sich nicht lohnen“ und dass Beziehungen auch eher gefährlich sind. Und so bauen sie sich selbst gegenüber ein Glaubenssystem auf, dass sie Menschen auch nicht brauchen: Sie schaffen damit eine sehr starke „Selbst-Täuschung“ der Art: „Ich komme gut allein klar.“ (vgl. Millon, 2011; Nirestean et al., 2012; Sachse, 2014d; Sachse & Sachse, 2017).

Tatsächlich brauchen aber *alle* Menschen Beziehungen: Zwar in unterschiedlichem Ausmaß, aber es gibt niemanden, der Beziehungen wirklich gar nicht braucht: Und daher existiert neben der Selbst-Täuschung („Ich brauche niemanden.“) eine (mehr oder weniger starke) Sehnsucht, Beziehungen zu haben, die jedoch (mehr oder weniger erfolgreich) aus dem Bewusstsein ausgeblendet wird. Oft wird den Klienten diese Sehnsucht selbst erst im Laufe der Therapie klar. Dies aber bedeutet: Es ist *nicht* zutreffend, dass die SCH keine Beziehungen brauchen und kein Interesse an Kontakten und Sex haben, sondern sie schaffen es vielmehr, sich und anderen dies glaubhaft *vorzumachen*.

Personen mit SCH nehmen wenig soziale Kontakte auf: Daher fehlen ihnen auch in aller Regel soziale Trainingsmöglichkeiten; und damit weisen sie meist (starke) soziale Kompetenzdefizite auf. Anders als bei Selbstunsicheren gehen die Defizite manchmal so weit, dass sie soziale Regeln nicht (gut) kennen und soziale Interaktionen nicht verstehen (Millon, 1996), was wiederum ihr Vermeidungsverhalten verstärkt.

Sie nehmen soziale Kontakte auf, wenn sie es müssen, wirken dann aber oft auf andere hölzern, unbeholfen und manchmal „arrogant“ (was meist eine Fehlinterpretation ihrer Unsicherheit ist). Ihr Sozialverhalten ist z. T. Ausdruck dieser Defizite, z. T. aber auch Ausdruck der Strategie, andere auf Distanz zu halten: Sie gehen in Interaktionen und zeigen dabei oft keinen affektiven Ausdruck. Sie lächeln nicht, reagieren nicht auf das Lächeln anderer, zeigen keine Mimik, reduzierte Gesten o. Ä. Auf Interaktionspartner wirken sie dann wie „Zombies“, was diese stark verunsichert und dazu verleitet, den Kontakt mit den Personen zu meiden.

Sie machen ausgedehnte Aktionen allein, und selbst wenn sie in einer Beziehung sind, ist es für sie wichtig, immer wieder Aktionen ohne den Partner zu machen; sie empfinden Alleinsein oft nicht als aversiv und nicht als „Einsamkeit“; sie hassen Gemeinschaftsaktivitäten wie Schulausflüge, Betriebsfeste oder gar Massenveranstaltungen.

Personen mit einem schizoiden Stil haben zwar Kontakte und auch Partnerschaften, genießen es jedoch, allein zu sein; sie haben nur wenige Freunde, und obwohl sie oft durchaus hohe soziale Kompetenzen aufweisen können, mögen keine Veranstaltungen, auf denen sich mehr als 4 Menschen aufhalten, insbesondere wenn sie diese nicht kennen. Sie beobachten andere und nehmen wahr, dass diese Beziehungen haben und sich in diesen wohlfühlen; dies kann eine diffuse Sehnsucht und diffuse Unzufriedenheit auslösen. In der Realität bemerken sie auch oft, dass sie doch weniger gut klarkommen, als sie glauben wollen.

11.2 Zentrale Beziehungsmotive

Aufgrund ihrer biografischen Erfahrungen haben Klienten mit schizoider Persönlichkeitsstörung ein starkes Bedürfnis nach *Solidarität:* Sie möchten sehr stark, dass sie Signale bekommen, dass man sich auf Interaktionspartner im Ernstfall verlassen kann, dass man Unterstützung und Hilfe bekommt, wenn man diese braucht. Damit haben sie aber auch eine starke Sehnsucht nach Geborgenheit, Schutz und Sicherheit.

Ein weiteres Motiv ist *Anerkennung:* Ein Motiv, positiv gesehen, positiv definiert und als Person geschätzt zu werden.

Ein Motiv, das Klienten manchmal aufweisen, ist das nach *Wichtigkeit:* Ein Bedürfnis, im Leben anderer Personen eine Rolle zu spielen, einer anderen Person etwas zu bedeuten.

Es gibt auch ein starkes Bedürfnis nach *Verlässlichkeit,* danach, sich auf einen anderen Menschen verlassen zu können, eine stabile, überdauernde Beziehung zu haben.

Alle diese Motive hat der Klient mit schizoider Persönlichkeitsstörung nahezu vollständig aus seinem Bewusstsein ausgeblendet: Den Personen ist oft selbst völlig unklar, ja unbekannt, dass sie diese Bedürfnisse aufweisen. Um diese Motive wieder „freizusetzen“ und dem Klienten zu einem zufriedenen Leben zu verhelfen, ist eine Bearbeitung von Alienation erforderlich (siehe Kapitel 5).

11.3 Selbstschemata

Die Klienten mit schizoider Persönlichkeitsstörung machen in ihrer Biografie stark die Erfahrung mangelnder Solidarität und die von Abwertung. Dabei werden sie nicht direkt abgewertet; sie werden „nur“ nicht aufgewertet. Man kann annehmen, dass Schemata entstehen wie:

- Ich weiß nicht, was ich kann.
- Ich weiß nicht, was ich für andere wert bin.
- Ich weiß nicht, was ich anderen zu bieten habe.
- Ich weiß nicht, wie attraktiv ich bin.
- Ich weiß nicht, wie ich mit anderen umgehen soll.
- Ich weiß nicht, ob ich Eigenschaften habe, die andere veranlassen, solidarisch zu sein.

Das bedeutet, das Selbstschema ist wahrscheinlich von Unsicherheiten und Zweifeln beherrscht. Und diese werden es der Person auch nicht gerade erleichtern, Beziehungen aufzunehmen, selbst wenn es die anderen Probleme nicht gäbe.

11.4 Beziehungsschemata

Ein zentrales Schema der Klienten mit schizoider Persönlichkeitsstörung lautet: „Beziehungen sind nicht nährend, nicht förderlich." Es gibt Annahmen wie:
- In Beziehungen erhält man keine Anerkennung, keine Zuwendung.
- In Beziehungen bin ich anderen nicht wichtig, kann ich im Leben anderer keine Rolle spielen.
- Beziehungen sind nicht verlässlich; Beziehungen sind allenfalls Zweckbündnisse.
- In Beziehungen hilft einem niemand, man kann sich auf niemanden wirklich verlassen.
- Beziehungen sind insgesamt kalt, unfreundlich, anstrengend, unerfreulich, nutzlos.

Daraus leiten die Klienten weitere Annahmen ab, z. B.:
- Man kann sich nur auf sich selbst verlassen.
- Allein kommt man am besten klar.
- Vermeide Beziehungen, denn sie sind „kahl", leer und kalt.
- In Beziehungen fühlt man sich unwohl, verlassen, allein.
- Bleib allein und kümmere Dich selbst um Dich.

Dadurch entsteht etwas, was als *Flucht in die Autonomie* bezeichnet werden kann. Tatsächlich haben die Klienten mit schizoider Persönlichkeitsstörung gar kein echtes Bedürfnis nach Autonomie; sie wählen die Autonomie nicht, weil sie sie möchten und schätzen. *Sie wählen die Autonomie vielmehr deshalb, weil ihnen nichts anderes übrigbleibt:* Beziehungen sind eher aversiv, in Beziehungen kann man sich auf Partner nicht verlassen; Beziehungen sind kalt und unerfreulich; man bekommt eh keine Hilfe und Unterstützung. Also bleibt einem nichts anderes übrig, als auf sich allein gestellt zu leben und alles zu tun, um sich auf sich selbst verlassen zu können. *Man muss autonom sein;* jede Alternative ist eindeutig unangenehm, unsicherer, unberechenbarer.

Darüber hinaus praktizieren die Klienten mit schizoider Persönlichkeitsstörung auch noch eine *Saure-Trauben-Strategie:* Da Beziehungen nichts bringen und eigentlich negativ sind, man aber eigentlich eine Sehnsucht nach Beziehungen hat, löst man dieses Dilemma, indem man sich selbst ein Image aufbaut wie:
- Ich brauche keine Beziehungen.
- Ich komme sehr gut alleine klar.
- Ich will gar keine Beziehungen.
- Ich will alleine bleiben.

Und daraus resultiert das typische Bild des Klienten mit einer schizoiden Persönlichkeitsstörung: Der Cowboy, der in den Sonnenuntergang reitet, im Monument Valley bei Pferden und Hunden lebt, sich von Bohnen ernährt und sagt: „Come to where the flavor is." Damit ist das Image perfekt. Auch diese Schemata sind dysfunktional und müssen therapeutisch bearbeitet werden.

11.5 Normschemata

Wesentliche Normschemata sind:
- Verlass Dich nur auf Dich selbst!
- Vermeide es, abhängig zu sein!
- Vermeide es, kontrolliert zu werden!
- Vermeide möglichst Kontakt!
- Lass möglichst niemanden an Dich heran!
- Gib möglichst nichts von Dir preis!

Folgt eine Person solchen Normschemata in dieser Ausprägung, dann kann sie nur einen stark schizoiden Stil entwickeln, der ihr wahrscheinlich mehr Kosten als Nutzen einbringt.

Bei weniger krasser Ausprägung sind die Normschemata aber durchaus nützlich: Autonom sein zu *können*, kann durchaus eine Ressource sein, denn es ermöglicht dem Klienten ein hohes Maß an Unabhängigkeit und Selbstbestimmung. Die Klienten können dann Beziehungen führen, aber sie können auch gut allein sein, sie können Unternehmungen allein machen und sie können gut Jobs machen, bei denen sie nur wenige soziale Kontakte brauchen.

Auch die Tendenz, sich nicht kontrollieren zu lassen, kann Vorteile haben. Wenn die Klienten eine gute Balance finden zwischen der Erfüllung des Nähe-Bedürfnisses und dem Wunsch nach Autonomie, können sie damit durchaus zufrieden werden.

Sie zeigen meist auch eine hohe Fähigkeit, Dinge allein zu machen, längere Zeit auf Kontakte zu verzichten und gut alleine klarzukommen: Dies macht sie geeignet für alle Jobs, bei denen es auf solche Kompetenzen ankommt, bei denen man viel allein arbeitet, bei denen man selbst Entscheidungen treffen muss, bei denen man lange allein sein muss oder nur wenig Kontakt zu anderen hat. Das betrifft z. B. Arbeit in Laboren, Arbeiten an entlegenen Orten, Arbeiten, bei denen man viel allein ist und wenig Kontakt hat. Sicher, ein SCH wäre ein idealer Astronaut, nur leider sind diese Jobs relativ rar.

11.6 Regelschemata

Klienten mit SCH weisen meist keine ausgeprägten Regelschemata auf. Die Schemata sind oft folgender Art:
- Ich erwarte, dass andere Distanz halten.
- Ich will nicht bevormundet oder eingeschränkt werden.

Auch diese Regeln sollten so modifiziert werden, dass sie weniger absolut sind, Ausnahmen zulassen und sozial angemessen umgesetzt werden können.

11.7 Manipulation

Das Ausmaß der Manipulation ist bei Klienten mit schizoider Persönlichkeitsstörung eher gering; dies liegt daran, dass die Klienten Kontakt eher vermeiden und schon deshalb kaum manipulative Verhaltensweisen anwenden (oder lernen!). Man kann auch annehmen, dass in der Biografie der Klienten manipulative Strategien nur wenig effektiv waren: Sie haben kaum Kontrolle über ihre Umwelt ausüben können. Daher haben sich manifeste manipulative Strategien gar nicht herausgebildet.

Die einzige Strategie besteht darin, andere auf Distanz zu halten, z. B. durch eine systematische Reduktion des nonverbalen Verhaltens. Aber auch diese Strategie ist nur wenig manipulativ, indem sie eigentlich doch ziemlich transparent ist.

Interaktionsspiele werden so gut wie gar nicht gespielt. Es gibt krasse Formen, in der SCH Interaktionspartner auf Distanz halten, z. B. durch Herunterfahren aller nonverbalen oder paraverbalen Indikatoren. Dies wirkt stark abschreckend, wird als Verunsichern, Arroganz und unangenehm erlebt und führt z. B. dazu, die Person vollständig zu meiden. Die Person mit SCH sollte ein sozial angemesseneres Distanzierungsverhalten lernen.

Die Fähigkeit an sich, IP auf Distanz zu halten, kann sehr nützlich sein. Wenn man keinen Kontakt will; sie ist auch nützlich, um sich abzugrenzen. Will man sich IP gezielt „vom Hals halten", dann kann sich auch die starke schizoide Distanz-Strategie, in bestimmten Situationen angewandt, als nützlich erweisen. Fühlt sich z. B. eine Frau von einem Mann „angebaggert", ist es ideal, diesen dann zwar anzuschauen, ansonsten aber gar nicht zu reagieren: Keine Mimik, kein Lächeln, keine Gesten, nichts. Das hält kein IP länger als ein paar Minuten aus und ergreift dann die Flucht. Die Strategie der SCH ist damit die beste Distanz-Strategie, die es geben kann!

12 Zwanghafte Persönlichkeitsstörung

12.1 Beschreibung der Störung

Die zwanghafte Persönlichkeitsstörung (ZWA) ist vor allem durch eine extrem starke Normorientierung gekennzeichnet (Millon, 1996): Die Personen weisen starke Normen auf, an die sie sich sehr stark halten und die sie (z. T. sehr stark) einschränken. Die Personen leben damit in hohem Maße nach einem „ich muss" bzw. „ich darf nicht".

Die Klienten haben dabei die Normen, die für sie verbindlich sind, meist von wichtigen Bezugspersonen in der Biografie übernommen – sie haben sie nicht „frei gewählt": Sie haben diese Normen, das muss man beachten, *nicht* weil sie die „Inhalte" der Normen so überzeugend fänden, sondern weil die Übernahme der Normen vor Angst schützt. *Daher geht es nie wirklich um Inhalte:* Es geht um psychische Funktionen.

Des Weiteren setzen die Personen *starke Regeln:* Anders als Narzissten setzen sie dabei aber keine ich-bezogenen, sondern „allgemeingültige" Regeln der Form: „Man muss ...". Ähnlich wie Narzissten erachten sie sich selbst als „die Wächter der Regeln" und gehen davon aus, dass sie berechtigt sind, Regelverletzer zu bestrafen (vgl. Sachse, 2019a, 2019b; Sachse & Kiszkenow-Bäker, 2016; Sachse, Kiszkenow-Bäker & Schirm, 2015).

Personen mit ZWA weisen im Grunde eine hohe Angst auf, etwas falsch zu machen," und was sie falsch machen können, ist vor allem, die Normen zu verletzen. Um nichts falsch zu machen, folgen sie übergreifenden Strategien, z. B.:

- *Nicht spontan sein!*
  Denn spontan zu sein könnte leicht dazu führen, Dinge zu tun, die Normen verletzen: Also muss man immer „erst denken, dann handeln", muss immer überlegen und abwägen, was zu einem hohen Ausmaß an Lageorientierung führt.
- *Gefühle kontrollieren!*
  Gefühle zu haben, Gefühle zu zeigen oder gar nach Gefühlen zu handeln, kann sehr leicht zu einer Verletzung von Normen führen. Daher versucht die Person, alle Gefühle stark zu kontrollieren und kaum zuzulassen: *Gefühle sind gefährlich.*
- *Das, was ich muss, ist wichtiger als das, was ich möchte!*
  Auch eigene Bedürfnisse können dazu führen, dass man Normen missachtet und verletzt: Also geht man besser davon aus, dass „eigene Bedürfnisse keine Rolle spielen". Damit muss man sich aber auch gar nicht mit eigenen Bedürfnissen befassen und muss sie nicht kennen. Und diese Haltung führt dann konsequenterweise zu einem extrem hohen Ausmaß an Alienation.

Aufgrund dieser Strategien wirken Personen mit ZWA auf Interaktionspartner oft

- steif und hölzern: unentspannt, kontrolliert, unauthentisch;
- unspontan: Die Person ist schwer aktivierbar, reagiert kaum auf Scherze, lässt sich nur schwer zum „Mitmachen" motivieren;
- unemotional und damit kalt und abweisend: Sie lächelt wenig, zeigt keine Freude, ist emotional wenig reagibel.

Die Person mit ZWA ist auch wenig flexibel, kann nicht mal „fünfe gerade sein lassen", pocht auf die Einhaltung von Regeln und geht schon damit Interaktionspartnern oft auf die Nerven. Die Personen mit ZWA nehmen die Kosten ihres Systems oft deutlich wahr: ihre mangelnde Spontaneität, ihre fehlende Emotionalität, ihre negative Wirkung auf andere. Oft haben sie selbst den Eindruck, „in einer Zwangsjacke" zu leben. Diese Kosten machen die Störung aber meist *nicht* ich-dyston, denn die Personen denken hier:

- Das muss alles so sein.
- Es gibt dazu keine Alternative.
- Wenn ich nicht nach Normen lebe, bricht das Chaos aus.

Und sie rechnen sich die Kosten schön:

- So schlimm ist es ja alles nicht.
- Das kann ich schon aushalten.

Sie schaffen es auch, „Honig aus dem System zu saugen", indem sie z. B. denken:

- Ich bin viel moralischer als andere.
- Ich bin der Einzige, der sich wirklich an Normen hält.
- Wenn alle so wären wie ich, wäre die Welt besser o. Ä.

Damit bildet sich, quasi als Kompensation für die Kosten, bei den Personen oft eine gewisse Überheblichkeit heraus; diese erhöht allerdings nicht wirklich den Sympathie-Faktor im Hinblick auf Interaktionspartner.

12.2 Zentrale Beziehungsmotive

Das geschilderte biografische Szenario führt dazu, dass mehrere zentrale Beziehungsmotive frustriert wurden und damit weiterhin hoch in der Motivhierarchie stehen.

Es gibt bei der Person ein ganz starkes Bedürfnis nach *Autonomie:* das eigene Leben zu bestimmen, selbst zu entscheiden, was wichtig und richtig ist. Denn Autonomie ist sehr stark eingeschränkt worden durch Kontrollen, Überwachungen, Reglementierungen.

Ein weiteres wesentliches Motiv ist *Anerkennung:* Es gibt das Bedürfnis, als Person respektiert zu werden, positiv definiert zu werden, gelobt zu werden. Denn die Klienten mit zwanghafter Persönlichkeitsstörung sind wahrscheinlich immer wieder massiv abgewertet, negativ definiert, abgelehnt worden. Das Motiv nach Anerkennung wird damit zentral sein.

Ein weiteres Motiv ist *Wichtigkeit:* Das Bedürfnis, im Leben anderer eine wichtige Rolle zu spielen. Man kann annehmen, dass die Klienten mit zwanghafter Persönlichkeitsstörung bei Normverstößen als lästig, störend, *toxisch,* definiert wurden, also als Person wenig Wichtigkeit erfahren haben.

Ein ebenfalls oft wichtiges Motiv ist *Solidarität:* Das Bedürfnis, sich auf andere verlassen zu können, Hilfe zu erhalten, Schutz, Unterstützung zu bekommen. Solidarität ist wahrscheinlich ein stark frustriertes Motiv und deshalb hoch in der Motivhierarchie.

Wie ausgeführt, kann man jedoch annehmen, dass bei den Klienten mit zwanghafter Persönlichkeitsstörung ein sehr großes *Alienationsproblem* vorliegt: *Die wichtigen Motive sind so gut wie gar nicht mehr repräsentiert.* Und man muss darüber hinaus annehmen, dass es eine *starke Vermeidung* gibt. Die eigenen Bedürfnisse gelten als Ursachen für nonkonformes Verhalten und damit als Ursachen massiver Bestrafungen. Daher ist das Zulassen eigener Gefühle (die auf Bedürfnisse hinweisen) und Bedürfnisse „verboten“: Die Klienten definieren konsequenterweise ihre eigenen Bedürfnisse als aversiv, störend, egoistisch, nicht akzeptabel, irrelevant. Die Person baut ein „Gegen-Image“ auf, das beinhaltet,

- keine eigenen Bedürfnisse zu haben;
- keinen eigenen Bedürfnissen zu folgen;
- eigene Bedürfnisse als irrelevant anzusehen;
- eigene Bedürfnisse als gefährlich anzusehen.

12.3 Selbstschemata

Man kann annehmen, dass die biografischen Erfahrungen im Wesentlichen zu negativen Selbstschemata führten:

- Ich kann mein Leben nicht selbst bestimmen.
- Ich habe keine Kontrolle über mein Leben.
- Ich bin nicht ok.
- Ich habe mangelnde Fähigkeiten.
- Ich bin im Grunde nicht akzeptabel.
- Ich bin unmoralisch, egoistisch, rücksichtslos.
- Ich bin für andere toxisch, schädlich, gefährlich.
- Ich bin nicht wichtig.
- Ich habe nichts zu bieten.

Man kann auch annehmen, dass diese Schemata ständig Selbstzweifel erzeugen, ständig Selbstabwertungen produzieren, gegen die die Person auch ständig etwas unternehmen muss. Daher sollten diese Schemata therapeutisch bearbeitet werden.

12.4 Selbstwert-Erhöhung

Die Selbstwert-Erhöhung, die durch die massiven Selbstabwertungen erforderlich wird, ist eine Strategie, die das Problem der Klienten mit zwanghafter Persönlichkeitsstörung noch deutlich verschlimmert. Der Klient, der zutiefst an sich zweifelt und sich für unattraktiv und unwichtig hält, kann aus der Normerfüllung und vor allem aus der rigiden Normerfüllung Honig saugen: Denn er ist der einzige im Universum, der die richtigen Normen aufweist, er ist der einzige, der wirklich weiß, was *man* tun sollte, er ist der einzige, der diese Normen auch wirklich und richtig erfüllt (er ist der erste Normbefolger!); und diese Einzigartigkeit ist etwas Besonderes, es zeichnet die Person aus, erhöht sie deutlich über andere, die egoistisch, triebhaft, verkommen, irregeleitet sind.

In krasser Form („hoher Dosis") wirkt eine solche Haltung auf Interaktionspartner arrogant und abstoßend: Sie wertet andere ab und macht sie klein. Daher sollte ein Klient diese Überheblichkeit reduzieren oder zumindest lernen, sie nur sehr begrenzt offen zu zeigen. In geringerer Dosis ist eine solche Selbstwerterhöhung aber durchaus positiv: Sie kann dazu beitragen, sich gut zu fühlen und ermöglichen, mit den nicht-reduzierbaren Kosten des Systems zu leben.

12.5 Beziehungsschemata

Beziehungen hat der Klient wahrscheinlich nie als freundlich, fürsorglich, solidarisch erlebt, daher kann man annehmen, dass er Beziehungsschemata der Art aufweist:

- In Beziehungen wird man eingeschränkt.
- Beziehungen sind kalt, unfreundlich, bringen wenig.
- In Beziehungen wird man eher abgewertet.
- Beziehungen sind nicht solidarisch.
- Man verlässt sich besser auf sich selbst.
- Man gibt besser wenig von sich selbst preis.
- Man bleibt besser auf Distanz, denn Distanz gibt Sicherheit.

Solche Schemata machen eine Beziehungsaufnahme und eine positive Beziehungsgestaltung schwierig. Sie behindern den Klienten auch stark darin, potenzielle Ressourcen für sich zu nutzen. Daher sollten sie in einer Therapie unbedingt bearbeitet werden.

12.6 Normative Schemata

Die Normen oder interaktionellen Ziele lauten vor allem:

- Folge den Normen, dann bist Du auf der sicheren Seite!
- Folge Normen, damit Du schlimme Konsequenzen vermeidest!
- Folge den Normen, dann ist alles ok!
- Wenn Du den Normen nicht folgst, dann resultieren Katastrophen!

- Folge auf keinen Fall Deinen Bedürfnissen und Gefühlen!
- Lass auf keinen Fall auch nur im Geringsten bei der Normerfüllung nach, denn das hat schon Katastrophen zur Folge!
- Lass nicht zu, dass man Dein System infrage stellt, denn das wäre gefährlich!
- Halte alle Kosten einfach aus, denn es gibt keine Alternative zur Normerfüllung!
- Gib wenig von Dir preis, denn das führt zur Abwertung!

Die Normen sind somit eindeutig ein Aspekt der *Kontrollebene;* es gibt *kein* Bedürfnis nach Normerfüllung auf der Motivebene. Normen sind die Lösungen für ein massives interaktionelles Problem. Und Normen sind inzwischen auch ein starker Schutz gegen Ängste.

Die Erfüllung von Normen erreicht interaktionelle Ziele, *befriedigt aber die Motive in gar keiner Weise*. Normen erzeugen Kontrolle und Sicherheit, aber dadurch, dass sie einen engen, rigiden Kasten bilden, der gleichzeitig zu einem *Gefängnis* wird.

Die Norm-Orientierung kann so stark sein, dass alle Lebensbereiche davon betroffen sind: Die Arbeit muss gemäß bestimmter Normen erledigt werden und auch in Partnerschaften spielen Normen eine Rolle. Häufig folgen die Klienten sogar einer Art „Meta-Norm": „Normen sind wichtiger als Beziehungen": Mit Interaktionspartnern, die bestimmte Normen nicht erfüllen, will man nichts mehr zu tun haben. So werden im Extremfall sogar eigene Kinder „verstoßen", weil sie sich „unanständig" verhalten.

Gelingt es therapeutisch (nach einer Bearbeitung von Selbst- und Beziehungsschemata), die Normen „aufzuweichen", weniger drastisch zu formulieren und so zu gestalten, dass sie Ausnahmen zulassen, dann können die Personen auch Ressourcen freisetzen.

So kann sich eine starke Detailorientierung und ein hohes Maß an Genauigkeit bei einigen Berufen als sehr nützlich erweisen: Wenn Berechnungen auf alle Fälle stimmen müssen, wenn es gilt, Fehler zu vermeiden, wenn Details und „Checklisten" wesentlich sind: Buchhalter, Steuerprüfer, Materialprüfer, technische Prüfer u. a. dürften von einer solchen Akzentuierung profitieren. Sobald es in hohem Maße um Details geht, um Genauigkeit, wenn Fehler massive Konsequenzen haben, wenn es um Sorgfalt geht und darum, in hohem Maße Verantwortung für das eigene Handeln zu übernehmen, kann sich eine hohe Normorientierung stark konstruktiv auswirken!

Und immer dann, wenn zu spontanes Handeln zu (gefährlichen) Fehlern führen kann, ist eine Tendenz, genau zu überlegen, gründlich abzuwägen und „auf der sicheren Seite zu sein" durchaus sinnvoll. Auch wenn es darum geht, Regeln durchzusetzen, Gesetzen Geltung zu verschaffen, Ordnung aufrecht zu erhalten, Einhaltung von Vorschriften zu prüfen, ist eine hohe Normorientierung vorteilhaft: In entsprechenden Berufen können Personen mit ZWA sich wohl fühlen und erfolgreich sein.

Als Person mit einer solchen Akzentuierung sollte man aber Jobs vermeiden, die hohe Kreativität, ein hohes Ausmaß an Innovation, schnelle Entscheidungen unter Risiko o. Ä. erfordern: Dadurch kann die Person in hohem Maße unter Stress geraten. Oder sie steht sich durch ihr Handeln in hohem Maße selbst im Wege, da ihre Genauigkeit zu Verzögerungen führt, dazu führt, dass Entscheidungen zu spät getroffen werden, dass andere behindert werden o. Ä.

12.7 Regelschemata

Klienten mit zwanghafter Persönlichkeitsstörung sind Regelsetzer: Sie bestimmen, was andere Leute tun und lassen sollen oder was richtig und was falsch ist. Anders als bei den Narzissten sind die Regeln dabei nicht offen ich-bezogen. Die zwanghaften Klienten verkünden immer *allgemeingültige Regeln:* Es steht in der Bibel, der Tora, dem Gesetzbuch, „es versteht sich von selbst" oder „es gehört sich einfach so". Es sind angeblich universelle Regeln, die nicht weiter begründet werden müssen.

Und anders als die Narzissten sind die zwanghaften Klienten hoch missionarisch: *Alle* sollten diesen Regeln folgen, dann wäre die Welt besser, moralischer, problemloser usw. Und diejenigen, die den Regeln nicht folgen, werden abgewertet als unmoralisch, unsozial, egoistisch, als Schädlinge etc. *Die zwanghaften Klienten machen sich in der Regel damit wenig Freunde:* Denn die meisten Leute haben den Eindruck, dass sie keine Hohepriester der Moral in ihrer Nähe benötigen und dass sie vor allem nicht laufend beurteilt und abgewertet werden wollen.

Anders als Narzissten befolgen die zwanghaften Klienten ihre Regeln aber auch selber: Sie sind sogar die *ersten Regelbefolger*. Sie befolgen die Regeln viel besser, viel genauer als sonst irgendjemand. Und jeder, der es nicht hören will, bekommt genau das vorgekaut.

Die Regeln sind eindeutig Aspekte der Spielstruktur: Die Regeln dienen dazu, Sicherheit zu schaffen, *die Umwelt kontrollierbar zu machen,* berechenbar, denn wenn alle den Regeln folgen werden, dann

- wäre die Person nicht mehr gefährdet, nicht mehr bedroht;
- würde sie nicht mit Alternativen konfrontiert und würde damit weniger Diskrepanzen und Spannungen erleben.

Die Regeln der meisten Personen mit ZWA sind oft sehr krass, absolut und starr formuliert, sodass die Wahrscheinlichkeit, dass diese Regeln Kosten erzeugen, deutlich höher ist als die, Gewinne zu produzieren. Daher ist es erforderlich, die Regeln durch Therapie zu relativieren, abzumildern und zu lernen, sie sozial verträglicher zu kommunizieren.

Dann können Regeln auch hier günstig sein: Denn Regeln ermöglichen soziale Kontrolle und wirksame Abgrenzung, Assertivität und sichern der Person Vorteile: Allerdings nur in angemessener Dosierung!

In vielen Berufsbildern (Polizei, Ordnungsamt, Verwaltung usw.) ist es Teil der Aufgabe, Regeln durchzusetzen, sich dabei nicht „vom Kurs abbringen zu lassen" und sich nicht „einwickeln" zu lassen: Das fällt den Personen mit ZWA dann vergleichsweise leicht. Und da diese Regeln dann auch (zumindest oft) sinnvoll sind, haben sie damit auch eine gesellschaftliche Legitimation. Und: Personen mit ZWA können recht gut damit umgehen, für eine Regel-Durchsetzung „angemacht", abgewertet oder angefeindet zu werden, denn dies stellt weder ihre Regeln, noch sie als Person infrage.

13 Paranoide Persönlichkeitsstörung

13.1 Beschreibung der Störung

Aus meiner Sicht ist die paranoide Persönlichkeitsstörung (PAR) die kostenintensivste und therapieresistenteste aller reinen Persönlichkeitsstörungen (vgl. Carroll, 2009; Miller et al., 2001; Millon, 2011; Sachse & Sachse, 2017).

Nach Millon (1996, 2011) sind Personen mit PAR sehr misstrauisch Interaktionspartnern gegenüber, antizipieren sehr häufig Abwertung, Kritik oder Schädigungen, sind deshalb „hyper-vigilant", also sehr aufmerksam allen möglichen Schädigungen gegenüber. Sie glauben, dass sie sich ständig verteidigen müssen und dass diese Verteidigung massiv ausfallen muss.

Der „Kern" der paranoiden Persönlichkeitsstörung (PAR) ist *Misstrauen:* Die Personen gehen von der Annahme aus, „andere wollen mir was". Aus dieser Grundannahme leiten die Personen dann weitere Annahmen ab:

- Ich muss ständig aufpassen und auf der Hut sein.
- Ich muss ständig vorsichtig sein und darf nicht viel von mir preisgeben, denn alles, was ich sage und tue, kann gegen mich verwendet werden.
- Ich muss schnell und scharf reagieren, damit sich Gefahr erst gar nicht entwickeln kann und damit potenzielle Angreifer von vornherein abgeschreckt werden.

Daher reagieren Personen mit PAR auf „scheinbar" harmlose Vorkommnisse schon schnell und stark aggressiv; daher kann das „Klauen" einer Kirsche aus dem Garten schon zu einem Prozess führen. „Wehret den Anfängen" ist eine wichtige Devise.

Die Person mit PAR vertraut damit anderen Personen nur schwer und auch nie völlig; sie stellt oft die Loyalität und die guten Absichten anderer infrage. Viele Interaktionspartner können das aber schnell als persönliche Beleidigung auffassen. Daher führt das Sozialverhalten der PAR recht schnell zu hohen Interaktionskosten: Andere wenden sich ab, wollen mit der Person nichts mehr zu tun haben.

Im Grunde genommen halten Personen mit PAR sich selbst nicht für stark oder kompetent. Täten sie das, bräuchten sie auch bei Gefahr nicht ständig im Alarmzustand zu sein. Sie könnten ihrer Fähigkeit, mit Problemen fertig zu werden, vertrauen. Aber genau das tun sie nicht: Sie halten Beziehungen für gefährlich *und* sie halten sich selbst für schwach. Daraus resultiert die (scheinbare) Notwendigkeit, misstrauisch und vorsichtig zu sein – und zwar immer und allen gegenüber.

Und da man sich selbst für defizitär hält, es aber extrem gefährlich ist, defizitär zu sein (da Schwäche sofort gegen einen verwendet wird), darf man selbst die „Erkenntnis",

defizitär zu sein, nicht zulassen: Also entwickeln Personen mit PAR eine „Selbst-Täuschung“ der Art:
- Ich bin ok!
- Ich blicke durch!
- Ich sehe die Dinge richtig!
- Meine Interpretationen sind korrekt!
- Ich verhalte mich richtig!
- Das Fehlverhalten liegt immer bei den anderen!

Selbstzweifel sind selbstwertbedrohlich und werden stark vermieden: Dies macht natürlich therapeutische Klärungsprozesse extrem schwierig, denn jede Änderung beginnt mit der Erkenntnis, dass man selbst zu Problemen beiträgt. Genau diese Erkenntnis ist aber für PAR nur sehr schwer zu gewinnen. Und Therapeuten, die Klienten mit solchen Erkenntnissen konfrontieren, können vom Klienten schnell als „Feind“ kategorisiert werden. Da die Personen Fehler als unakzeptable Schwäche ansehen, neigen sie auch stark dazu, Verantwortung an andere abzugeben: Sie spielen daher in hohem Maße die Spiele „Opfer der Umstände und anderer Personen“ und „immer ich“. Auch dieses Vorgehen macht sie bei Interaktionspartnern, insbesondere bei Arbeitskollegen, nicht beliebt: Andere haben schnell das Gefühl, „Endstation für den schwarzen Peter“ zu sein.

Leider muss man sagen, dass PAR die Persönlichkeitsstörung ist, die einer Person die höchsten *Kosten* erzeugt: Hohe Interaktionskosten, problematische Beziehungen, wenig soziale Befriedigung, hohe Unzufriedenheit u. a. Und: Die psychische Konstellation impliziert damit auch relativ wenige Ressourcen bzw. diese sind therapeutisch leider nur schwer freizusetzen.

13.2 Zentrale Beziehungsmotive

Ein zentrales Beziehungsmotiv der Klienten mit paranoider Persönlichkeitsstörung ist die *Verteidigung der eigenen Grenzen und des eigenen Territoriums.* Man kann annehmen, dass die Klienten massive Grenzverletzungserfahrungen gemacht haben, möglicherweise noch massivere als Klienten mit passiv-aggressiver Persönlichkeitsstörung: Bezugspersonen haben kontrolliert, bestraft, abgewertet, u. U. sogar geschlagen o. Ä. Dadurch ist das Motiv zentral wichtig geworden und steht hoch in der Motivhierarchie. Es gibt ein starkes Bedürfnis danach, dass
- Grenzen von anderen respektiert, geachtet, nicht überschritten werden;
- eigene Territorien von anderen als solche beachtet und geachtet werden;
- man eigene Territorien definieren kann und dass diese Definitionen nicht infrage gestellt werden.

Ein anderes zentrales Motiv der Klienten mit paranoider Persönlichkeitsstörung ist *Autonomie.* Auch bezüglich dieses Motivs kann man annehmen, dass die Personen in ihrer Biografie massive Einschränkungen ihrer Autonomie hinnehmen mussten: Kontrolle, Vorschriften, für-alles-verantwortlich-gemacht-werden, Einschränkungen der

Entscheidungsfreiheit o.Ä. Damit ist auch dieses Motiv hoch in der Hierarchie. Es ist das Bedürfnis,
- selbst über eigene Belange und sein Leben zu entscheiden;
- einen eigenen Handlungsspielraum zu haben;
- Dinge tun zu können, ohne kontrolliert, bevormundet, eingeschränkt, reglementiert zu werden.

Grenzüberschreitungen und Autonomie-Einschränkungen waren sehr wahrscheinlich mit Abwertungen, Kritik, Ablehnung verbunden: Daher kann man annehmen, dass auch das Bedürfnis nach Anerkennung ein zentrales Motiv der Klienten mit paranoider Persönlichkeitsstörung ist. Es ist das Bedürfnis,
- respektiert zu werden;
- positiv gesehen zu werden;
- für kompetent, fähig gehalten zu werden, insbesondere für kompetent, das eigene Leben selbst gestalten und selbst Entscheidungen treffen zu können.

Ein weiteres starkes Motiv ist *Solidarität:* Das Bedürfnis, dass andere Personen zu einem halten, für einen da sind, unterstützen, helfen, sich kümmern. Aufgrund der starken Tendenz zur Selbsttäuschung sind diese Motive der Person selbst aber oft nicht mehr bewusst: Daher ist es wesentlich, der Person wieder Zugang zu diesen Motiven zu verschaffen, was allerdings nicht leicht ist.

13.3 Selbstschemata

Das Selbstschema der Klienten mit paranoider Persönlichkeitsstörung dürfte eher negativ sein und Annahmen enthalten wie:
- Ich bin ein Versager.
- Ich bin nicht ok.
- Ich bin nicht respektabel. etc.

Das Selbstschema enthält auch Annahmen wie:
- Ich kann meine Grenzen nicht angemessen verteidigen.
- Wenn ich meine Grenzen angemessen verteidigen würde, hätte das keinen Effekt.

Damit ist die Selbst-Effizienz-Erwartung der Person im Hinblick auf einen Schutz der eigenen Grenzen niedrig: Sie traut sich damit eine angemessene Grenzverteidigung nicht zu und zieht daraus den Schluss, dass sie immer in Alarmbereitschaft sein muss und dass sie immer sofort massiv reagieren muss, damit ein Grenzschutz überhaupt funktionieren kann.

Dieses negative Selbstschema ist den Personen jedoch nicht präsent. Vielmehr zeigen sie ein hohes Ausmaß an Selbsttäuschung: Dass sie stark sind, sich nichts gefallen lassen, gefährlich sind usw. Damit wird jedoch deutlich, dass die „Demonstration der Stärke", die die Klienten pausenlos an den Tag legen, überhaupt nicht auf ein starkes und selbstsicheres Selbstschema zurückgeht. Das Ganze ist „Show", ein aufgeblasener Drache, der andere einschüchtern und verhindern soll, dass man hinter dem Drachen die schwache Person wahrnimmt. (Und es dient auch dazu zu verhindern, dass der Klient es selbst wahrnimmt.) Einmal aufgeblasen, kann die Person aber gar nicht mehr auf den Drachen und das Speien von Feuer verzichten, denn dann würden die nun schon stark provozierten Gegner die Person erst recht in Stücke reißen. Also muss der Drache eher immer mehr und mehr aufgeblasen werden: Das Ganze mündet in einen fatalen Teufelskreis, aus dem die Person ohne Hilfe wohl nicht mehr entkommen kann.

Der therapeutische Ansatzpunkt liegt hier in einer starken Ressourcen-Orientierung: Da die Person längst sehr viele Wege gefunden hat, ihre Grenzen effektiv zu schützen, versucht ein Therapeut, dem Klienten dies deutlich zu machen: Dass er, entgegen seinem Schema, Grenzen sehr effektiv schützen kann und dass er sich diesbezüglich auf sich selbst und auf seine Kompetenzen verlassen kann. Gelingt ein solches Vorgehen, dann kann der Klient auf seine extreme Vigilanz und auf seine extremen Reaktionen weitgehend verzichten.

13.4 Beziehungsschemata

Ein zentrales Schema der Klienten mit paranoider Persönlichkeitsstörung lautet: „Meine Grenzen werden nicht respektiert." Es gibt Annahmen wie:

- Jeder überschreitet meine Grenzen.
- Keiner achtet meine Grenzen.
- Jeder trampelt auf mein Territorium.

Die Annahmen gehen so weit (wahrscheinlich auch aufgrund biografischer Erfahrungen, aber wohl auch im Zuge der Übergeneralisierung), dass anderen Personen *böswillige Absichten* unterstellt werden:

- Andere *wollen* meine Grenzen nicht beachten.
- Andere versuchen *absichtlich*, mir zu schaden und mich auszunutzen.
- Andere *wollen* mich schädigen.

Die Person nimmt infolgedessen auch an, dass sie sich in besonderer Weise schützen muss:

- Wenn ich mich nicht verteidige, werde ich ausgenutzt.
- Wenn ich nicht ständig aufpasse, werde ich geschädigt.

Ähnliche Annahmen gibt es auch bezüglich der Autonomie:

- Andere wollen mich bevormunden, einschränken, reglementieren.
- Wenn ich nicht aufpasse und schon ersten Versuchen widerstehe, dann werde ich eingeengt usw.

Bezüglich der Solidarität gibt es Annahmen wie:

- Niemand ist auf meiner Seite.
- Ich kann mich auf niemanden verlassen.
- Niemand wird sich für mich einsetzen, mir helfen, mich unterstützen.

Bezüglich der Anerkennung gibt es Annahmen wie:
- Niemand respektiert mich.
- Niemand nimmt mich ernst.
- Niemand hält mich für stark und kompetent.

Derartige Annahmen, das wird sofort deutlich, sind in sehr hohem Maße problematisch. Denn die Annahmen implizieren, dass man allen Interaktionspartnern immer misstrauen muss, dass niemand authentisch unterstützend, wertschätzend und verlässlich sein kann. Dies ist die Grundlage des enormen interaktionellen Misstrauens, das es der Person nicht ermöglicht, eine wirkliche Beziehung einzugehen, das dazu führt, Interaktionspartner zu kontrollieren, zu verdächtigen etc. und das damit zu (extrem) hohen Interaktionskosten führt.

Diese Annahmen lassen sich therapeutisch aber nicht leicht widerlegen, denn selbst wenn die Person Erfahrungen mit wohlwollenden Personen gemacht hat, hat sie die Annahme, dass die sich nur „verstellt“ haben oder sie hat dieses Wohlwollen durch ihr eigenes Handeln selbst erzeugt (= selbsterfüllende Prophezeiungen). Therapeutisch ist es jedoch manchmal möglich, die Absolutheit der Schemata infrage zu stellen. Nicht alle Personen sind immer gefährlich: Manche sind auch ok und sollten sie sich doch als gefährlich erweisen, kann die Person dann immer noch konstruktiv mit ihnen umgehen.

13.5 Normative Schemata

Die normativen Schemata von PAR sind sehr ausgeprägt und relativ „streng“. Solche Schemata sind:
- Sei wachsam, aufmerksam, beachte alles!
- Vertraue keinem!
- Denk immer daran, andere können dich beeinträchtigen, hintergehen, benutzen, ausnutzen, schädigen!
- Halte andere auf Distanz!
- Gib so wenig wie möglich von dir preis!
- Lass dir nichts gefallen!
- Wehre dich schon bei Kleinigkeiten, zeige keine Schwäche!
- Wehre dich sofort heftig, lass nicht zu, dass andere Oberhand gewinnen!

Therapeutisch ist es unbedingt erforderlich, die Person von diesen krassen Normen abzubringen, ansonsten ist es nicht möglich, ein kostenintensives Handeln in ein Gewinnorientiertes zu verwandeln.

Manchmal gelingt eine Relativierung der Normen, sodass Ausnahmen zugelassen werden können, die Normen eher in Richtung „Vorsicht“ statt in Richtung „extreme Gefahr“ formuliert werden. Bei nicht massiv ausgeprägter PAR ist das therapeutisch deutlich einfacher: Je leichter die Störung ausgeprägt ist, desto eher gelingt auch bei dieser Störung eine Ressourcen-Freisetzung.

Natürlich ist eine Norm, die besagt, vorsichtig zu sein, anderen zunächst zu misstrauen und genau zu prüfen, wann und unter welchen Bedingungen man vertrauen soll, nicht völlig dysfunktional: Es kann die Person sehr wohl davor schützen, geschädigt, ausgebeutet, frustriert, enttäuscht zu werden. Selbst ein deutliches Misstrauen kann noch funktional sein, wenn die Person Bedingungen dafür bestimmen kann, unter welchen Bedingungen sie Vertrauen fassen kann: Denn Vertrauen, das muss man sich psychologisch klarmachen, ist eine essentielle Bedingung für jede Art von Beziehung. Ohne Vertrauen kann es eine wirklich funktionierende, in irgendeiner Weise zufriedenstellende Beziehung schlicht nicht geben!

Daher ist es wesentlich, mit der Person Standards und Vorgehensweisen zu bestimmen, ab wann sie (zumindest probeweise) beginnen kann, einem Interaktionspartner zu trauen. Schon eine leichte Reduktion des Misstrauens kann hilfreich sein. Ob sie allerdings reicht, um damit mehr Gewinne als Kosten zu erzeugen, ist eine empirische Frage, denn Misstrauen ist eine stark interaktionstoxische Variable.

13.6 Regelschemata

Personen mit PAR weisen auch starke Regelschemata auf: Eine Verletzung dieser Schemata löst bei den PAR starke Wut und auch stark aggressives Verhalten aus (es sei denn, es wird durch andere normative Schemata „gedämpft“). Regelschemata sind:

- Niemand hat mir zu schaden.
- Keiner hat mich auch nur minimal zu beeinträchtigen.
- Niemand darf mich kontrollieren.
- Niemand hat mich einzuschränken oder zu bevormunden.
- Niemand darf ohne meine Erlaubnis auf mein Territorium.

An den Regelschemata muss auf alle Fälle therapeutisch gearbeitet werden, denn wenn sie so extrem bleiben, sind (extrem) hohe Interaktionskosten völlig unvermeidlich. Es sollten vor allem mögliche Ausnahmen definiert werden, für welche Personen unter welchen Bedingungen eine Regel nicht oder in milderer Form gelten soll.

13.7 Manipulation, Images und Appelle

Die Strategien der Klienten mit paranoider Persönlichkeitsstörung sind in der Regel sehr deutlich: Die interaktionellen Ziele sind klar erkennbar und die Strategien sind kaum verdeckt. Das Einzige, was manipulativ ist, ist, dass die Klienten „aufgeblasen“ sind, versuchen, stärker, mächtiger, gefährlicher, abschreckender zu erscheinen, als sie tatsächlich sind. Sie machen durchweg das Image auf: „Ich bin ein wilder Wolf, der sich nicht das Geringste gefallen lässt und der jeden Angreifer in Stücke zerreißt.“ Das Image, gut vorgetragen, kann sehr wirksam sein und Interaktionspartner effektiv davon abhalten, Grenzen tatsächlich zu überschreiten oder wirklich gefährlich zu werden:

Wichtig ist dabei zu wissen, wem gegenüber man ein solches Image realisieren sollte und wem gegenüber nicht. Denn Liebespartner wollen zwar Leidenschaft, aber wer will wirklich einen Wolf im Bett?

Will man als Person Beziehungen zu anderen aufnehmen, will man Kontakte, Nähe, tragfähige Beziehungen u. a., dann ist es erforderlich, Interaktionspartner freundlich, respektvoll, empathisch zu behandeln und nicht den Eindruck zu verbreiten, dass man sie für unzuverlässig hält. Zumindest sollte man in der Lage sein, ein solches Handeln *einigen* Interaktionspartnern gegenüber zu realisieren.

Literatur

Anderssen-Reuster, U. (2007). *Achtsamkeit in Psychotherapie und Psychosomatik. Haltung und Methode*. Stuttgart: Schattauer.

Baumann, N., Kaschel, R. & Kuhl, J. (2005). Striving for unwanted goals: Stress-dependent discrepancies between explicit and implicit achievement motives reduce subjective well-being and increase psychosomatic symptoms. *Journal of Personality and Social Psychology, 89*(5), 235–253. https://doi.org/10.1037/0022-3514.89.5.781

Baumann, N. & Kuhl, J. (2003). Self-Infiltration: Confusing assigned tasks as self-selected in memory. *Personality and Social Psychology Bulletin, 29,* 487–497. https://doi.org/10.1177/0146167202250916

Beck, A.T., Freeman, A. & Associates (1990). *Cognitive therapy of personality disorders*. New York: Guilford Press. [dt. (1993). Kognitive Therapie der Persönlichkeitsstörungen. Weinheim: Beltz PVU]

Beckmann, J. (1997). *Alienation and Conformity*. Max-Planck-Institut für psychologische Forschung. München.

Beckmann, J. (2006). Konsequenzen der Entfremdung vom Selbst. In R. Sachse & P. Schlebusch (Hrsg.), *Perspektiven Klärungsorientierter Psychotherapie,* 46–59. Lengerich: Pabst.

Benjamin, L.S. (1987). Use of the SASB dimensional model to develop treatment plans for personality disorders: Narcissism. *Journal of Personality Disorders, 1,* 43–70. https://doi.org/10.1521/pedi.1987.1.1.43

Benjamin, L.S. (1993). *Interpersonal diagnosis and treatment of DSM personality disorders*. New York: Guilford.

Benjamin, L.S. (1996). Ein interpersonaler Behandlungsansatz für Persönlichkeitsstörungen. In B. Schmitz, T. Fydrich & K. Limbacher (Hrsg.), *Persönlichkeitsstörungen: Diagnostik und Psychotherapie,* 136–148. Weinheim: Beltz Psychologie Verlags Union.

Bornstein, R.F. (1993). *The dependent personality*. New York: Guilford.

Bornstein, R.F. (1995a). Active dependency. *Journal of Nervous and Mental Disease, 183,* 64–77. https://doi.org/10.1097/00005053-199502000-00002

Bornstein, R.F. (1995b). Comorbidity of dependent personality disorder and other psychological disorders: An integrative review. *Journal of Personality Disorders, 9*(4), 286–303. https://doi.org/10.1521/pedi.1995.9.4.286

Bornstein, R.F. (1999). Histrionic Personality Disorder, Physical Attractiveness, and Social Adjustment. *Journal of Psychopathology and Behavioral Assessment, 21*(1), 79–94. https://doi.org/10.1023/A:1022816428515

Bornstein, R.F. (2007). Dependent Personality Disorder. In W. O'Donohue, K.A. Fowler & S.O. Lilienfeld (Eds.), *Personality Disorders,* 307–324. Thousand Oaks: Sage. https://doi.org/10.4135/9781483328980.n11

Bornstein, R.F., Riggs, J.M., Hill, E.L. & Calabrese, C. (1996). Activity, passivity, self-denigration and self-promotion: Toward an interactionist model of interpersonal dependency. *Journal of Personality, 64,* 637–673. https://doi.org/10.1111/j.1467-6494.1996.tb00525.x

Breil, J. & Sachse, R. (2009). Ein-Personen-Rollenspiel (EPR). In S. Fliegel & A. Kämmerer (Hrsg.), *Psychotherapeutische Schätze II*, 49–53. Tübingen: dgvt.

Brunstein, J.C. (1993). Personal goals and subjective well-being: A longitudinal study. *Journal of Personality and Social Psychology, 65,* 1061–1070. https://doi.org/10.1037/0022-3514.65.5.1061
Brunstein, J.C. (1995). *Motivation nach Mißerfolg.* Göttingen: Hogrefe.
Brunstein, J.C. (2001). Persönliche Ziele und Handlungs- versus Lageorientierung: Wer bindet sich an realistische und bedürfniskongruente Ziele? *Zeitschrift für Differentielle und Diagnostische Psychologie, 22,* 1–12. https://doi.org/10.1024//0170-1789.22.1.1
Brunstein, J.C. (2006). Implizite und explizite Motive. In J. Heckhausen & H. Heckhausen (Hrsg.), *Motivation und Handeln,* 303–329. Heidelberg: Springer. https://doi.org/10.1007/3-540-29975-0_9
Brunstein, J.C. (2010). Implicit motives and explicit goals: The role of motivational congruence in emotional well-being. In O.C. Schultheiss & J. Brunstein (Eds.), *Implicit motives,* 347–373. Oxford: University Press. https://doi.org/10.1093/acprof:oso/9780195335156.003.0012
Brunstein, J.C., Dangelmayer, G. & Schultheiss, O.C. (1996). Personal goals and social support in close relationships: Effect on relationship mood and marital satisfaction. *Journal of Personality and Social Psychology, 71,* 1006–1019. https://doi.org/10.1037/0022-3514.71.5.1006
Brunstein, J.C., Dargel, A., Glaser, C., Schmitt, C.H. & Spörer, N. (2008). Persönliche Ziele im Studium – Erprobung einer Intervention zur Steigerung der Zieleffektivität und Zufriedenheit im Studium. *Zeitschrift für Pädagogische Psychologie, 22*(3–4), 177–191.
Brunstein, J.C. & Hoyer, S. (2002). Implizites versus explizites Leistungsstreben: Befunde zur Unabhängigkeit zweier Motivationssysteme. *Zeitschrift für Pädagogische Psychologie, 16*(1), 51–62. https://doi.org/10.1024//1010-0652.16.1.51
Brunstein, J.C., Lautenschlager, U., Nawroth, B., Pöhlmann, K. & Schultheiss, O. (1995). Persönliches Anliegen, soziale Motive und emotionales Wohlbefinden. *Zeitschrift für Differentielle und Diagnostische Psychologie, 16,* 1–10.
Brunstein, J.C. & Maier, G.W. (1996). Persönliche Ziele: Ein Überblick zum Stand der Forschung. *Psychologische Rundschau, 47,* 146–160.
Brunstein, J.C. & Maier, G.W. (2002). Das Streben nach persönlichen Zielen: Emotionales Wohlbefinden und proaktive Entwicklung über die Lebensspanne. In G. Jüttemann & H. Thomae (Hrsg.), *Persönlichkeit und Entwicklung,* 157–189. Weinheim: Beltz.
Brunstein, J.C. & Maier, G.W. (2005). Implicit and self-attributed motives to achieve: Two seperate but interacting needs. *Journal of Personality and Social Psychology, 89,* 205–222. https://doi.org/10.1037/0022-3514.89.2.205
Brunstein, J.C., Maier, G.W. & Dargel, A. (2007). Persönliche Ziele und Lebenspläne: Subjektives Wohlbefinden und proactive Entwicklung im Lebenslauf. In J. Brandtstädter & U. Lindenberger (Hrsg.), *Entwicklungspsychologie der Lebensspanne: Ein Lehrbuch,* 270–304. Stuttgart: Kohlhammer.
Brunstein, J.C. & Schultheiss, O.C. (1996). Persönliche Ziele, soziale Motive und Dimensionen des affektiven Erlebens. *Abschlußbericht zum DFG-Projekt. BR 1056/2-1.* Universität Erlangen-Nürnberg.
Brunstein, J.C., Schultheiss, O.C. & Grässmann, R. (1998). Personal goals and emotional well-being: the moderating role of motive dispositions. *Journal of Personality and Social Psychology, 75,* 494–508. https://doi.org/10.1037/0022-3514.75.2.494
Brunstein, J.C., Schultheiss, O.C. & Maier, G.W. (1999). The pursuit of personal goals: A motivational approach to well-being and life adjustment. In J. Brandtstädter & R.M. Lerner (Eds.), *Action and self-development: Theory and research through the life span,* 169–196. New York: Sage.
Carroll, A. (2009). Are you looking at me? Understanding and managing paranoid personality disorder. *Advances in psychiatric treatment, 15,* 40–48. https://doi.org/10.1192/apt.bp.107.005421

Chen, H., Cohen, P., Johnson, J. G., Kasen, S., Sneed, J. & Crawford, T. N. (2004). Adolescent personality disorders and conflict with romantic partners during the transition to adulthood. *Journal of Personality Disorders, 18*(6), 507–525. https://doi.org/10.1521/pedi.18.6.507.54794

Consbruch, K. von, Flückiger, C., Stangier, U., Beutel, M. E., Herpertz, S., Hoyer, J., Leibing, E., Leichsenring, F., Salzer, S., Strauß, B. & Wiltink, J. (2013). WIFA-k: Ein neues Messinstrument zur zeitökonomischen Erfassung allgemeiner Wirkfaktoren nach Grawe. *Psychotherapie, Psychosomatik und Medizinische Psychologie, 63,* 286–289.

Costa, P. T. & Widiger, T. (1993). *Personality disorders and the five-factor model of personality.* Washington, DC: American Psychological Association.

DeCharms, R. (1968). *Personal causation.* New York: Academic Press.

Deci, E. L. (1975). *Intrinsic motivation.* New York: Plenum. https://doi.org/10.1007/978-1-4613-4446-9

Deci, E. L. (1980). *The psychology of self-determination.* Lexington, Mass.: D. C. Heath (Lexington Books).

Deci, E. L. & Ryan, R. M. (1980a). The empirical exploration of intrinsic motivational processes. In L. Berkowitz (Ed.), *Advances in experimental social psychology,* Vol. 13, 39–80. New York: Academic Press. https://doi.org/10.1016/S0065-2601(08)60130-6

Deci, E. L. & Ryan, R. M. (1980b). Self-determination theory: When mind mediates behavior. *Journal of Mind and Behavior, 1,* 33–43.

Deci, E. L. & Ryan, R. M. (1982). Intrinsic motivation to teach: Possibility and obstacles in our colleges and universities. *New Directions for Teaching and Learning, 10,* 27–35. https://doi.org/10.1002/tl.37219821005

Deci, E. L. & Ryan, R. M. (2000). The „what" and „why" of goal pursuits: Human needs and the self-determination of behavior. *Psychological Inquiry, 11,* 227–268. https://doi.org/10.1207/S15327965PLI1104_01

Ebner, M. C. & Freund, A. M. (2009). Annäherungs- und Vermeidungsmotivation. In V. Brandstätter & J. Otto (Hrsg.), *Handbuch der Allgemeinen Psychologie – Motivation und Emotion,* 22–28. Göttingen: Hogrefe.

Elliot, A. J. & Covington, M. V. (2001). Approach and avoidance motivation. *Educational Psychology Review, 13,* 73–92. https://doi.org/10.1023/A:1009009018235

Fasbender, J. (2009). Achtsamkeit in der Klärungsorientierten Psychotherapie. In R. Sachse, J. Fasbender, J. Breil & O. Püschel (Hrsg.), *Grundlagen und Konzepte Klärungsorien-tierter Psychotherapie,* 202–231. Göttingen: Hogrefe.

Fasbender, J. & Sachse, R. (2018). Das Ein-Personen-Rollenspiel. *Psychotherapie im Dialog, 19,* 11–12.

Fiedler, P. (1998). *Persönlichkeitsstörungen.* Weinheim: Psychologie Verlags Union,

Fiedler, P. (2000). *Integrative Psychotherapie bei Persönlichkeitsstörungen.* Göttingen: Hogrefe.

Flückiger, C. (2015). Ressourcenorientierte Psychotherapie: empirische Zugänge. *Ärztliche Psychotherapie und Psychosomatische Medizin, 10*(4), 195–198.

Flückiger, C., Caspar, F., Grosse Holtforth, M. & Willutzki, U. (2009). Working with patients' strengths: A microprocess approach. *Psychotherapy Research, 19*(2), 213–223. https://doi.org/10.1080/10503300902755300

Flückiger, C., Frischknecht, E., Wüsten, G. & Lutz, W. (2008). Ressourcenpriming – Veränderung der Aufmerksamkeitsfokussierung bei Novizen und erfahrenen Therapeuten zu Therapiebeginn. *Zeitschrift für Psychiatrie, Psychologie und Psychotherapie, 56*(1), 61–68. https://doi.org/10.1024/1661-4747.56.1.61

Flückiger, C. & Grosse Holtforth, M. (2008a). Focusing the therapist's attention on the patient's strengths: A preliminary study to foster a mechanism of change in outpatient psychotherapy. *Journal of Clinical Psychology, 64,* 876–890. https://doi.org/10.1002/jclp.20493

Flückiger, C. & Grosse Holtforth, M. (2008b). Ressourcenorientierte Mikroprozess-Analyse (ROMA) – Ressourcendiagnostik und Ressourcenaktivierung im Therapieprozess. *Klinische Diagnostik und Evaluation, 1,* 171–185.

Flückiger, C. & Kosfelder, J. (2010). Ressourcenaktivierung – Kapitalisierung in der Psychotherapie. In W. Lutz (Hrsg.), *Lehrbuch Psychotherapie,* 357–375. Bern: Huber.

Flückiger, C. & Regli, D. (2007). Die Berner Ressourcen-Taskforce: Ein Praxis-Forschungs-Netzwerk zur Erkundung erfolgreicher Wirkfaktor-Muster. *Verhaltenstherapie und Psychosoziale Praxis, 39,* 307–320.

Flückiger, C. & Studer, R. (2009). Die Berner Ressourcen-Taskforce – Ressourcenaktivierung und Problembearbeitung unter der Lupe. *Verhaltenstherapie und psychosoziale Praxis, 41*(4), 829–839.

Flückiger, C. & Wüsten, G. (2008). *Ressourcenaktivierung – Manual für die Praxis.* Bern: Huber.

Fodor, J.A. (1978). Propositional attitudes. *Monist, 61,* 501–523. https://doi.org/10.5840/monist197861444

Förstl, H. (2007). *Theory of Mind – Neurobiologie und Psychologie sozialen Verhaltens.* Heidelberg: Springer.

Gassmann, D. & Grawe, K. (2006). General Change Mechanisms: The Relation Between Problem Activation and Resource Activation in Successful and Unsuccessful Therapeutic Interactions. *Clinical Psychology and Psychotherapy, 13,* 1–11. https://doi.org/10.1002/cpp.442

Geen, R.G. (2001). *Human aggression.* Buckingham: Open University Press.

Gollwitzer, P.M. (1999). Implementation intentions: Strong effects of simple plans. *American Psychologist, 54,* 493–503. https://doi.org/10.1037/0003-066X.54.7.493

Grawe, K. (1998). *Psychologische Therapie.* Göttingen: Hogrefe.

Grawe, K. & Grawe-Gerber, M. (1999). Ressourcenaktivierung. Ein primäres Wirkprinzip der Psychotherapie. *Psychotherapeut, 44,* 63–73. https://doi.org/10.1007/s002780050149

Grossmann, P., Niemann, L., Schmidt, S. & Walach, H. (2004). Ergebnisse einer Metaanalyse zur Achtsamkeit als klinischer Intervention. In T. Heidenreich & J. Michalak (Hrsg.), *Achtsamkeit und Akzeptanz in der Psychotherapie. Ein Handbuch,* 701–725. Tübingen: dgvt.

Haug, S., Gabriel, C., Flückiger, C. & Kordy, H. (2009). Ressourcenaktivierung bei Patienten. Wirksamkeit einer Minimalintervention in Internetchatgruppen. *Psychotherapeut, 55*(2), 128–135.

Hayes, S.C., Strohsal, K.D. & Wilson, K.G. (2007). *Akzeptanz und Commitment Therapie. Ein erlebnisorientierter Ansatz zur Verhaltensänderung* (2. Aufl.). München: CIP-Medien.

Hayes, S.C., Wilson, K.G., Gifford, E., Bissett, R., Batten, S., Piasecki, M., Byrd, M. % Gregg, J. (2002). *The use of acceptance and commitment therapy and 12-step facilitation in the treatment of polysubstance abusing heroin addicts on methadone maintenance: a randomized controlled trial.* Paper presented at the meeting of the Association for behavior Analysis, Toronto.

Heidenreich, T. & Michalak, J. (2004). *Achtsamkeit und Akzeptanz in der Psychotherapie. Ein Handbuch.* Tübingen: dgvt.

Hopwood, C.J., Morey, L.C., Markowitz, J.C., Pinto, A., Skodol, A.E., Gunderson, J.G., Zanarini, M.C., Shea, M.T., Yen, S., McGlashan, T.H., Ansell, E.B., Grilo, C.M. & Sanislow, C.A. (2009). The construct validity of passive-aggressive personality disorder. *Psychiatry: Interpersonal and Biological Processes, 72*(3), 256–267. https://doi.org/10.1521/psyc.2009.72.3.256

Krahé, B. (2001). *The social psychology of aggression.* Hove, UK: Psychology Press. https://doi.org/10.4324/9781315804521

Krahé, B. & Greve, W. (2006). Aggression und Gewalt. In H.-W. Bierhoff & D. Frey (Hrsg.), *Handbuch der Sozialpsychologie und Kommunikationspsychologie,* 125–135. Göttingen: Hogrefe.

Kuhl, J. (1983). *Motivation, Konflikt und Handlungskontrolle.* Berlin: Springer. https://doi.org/10.1007/978-3-642-69098-3

Kuhl, J. (1994a). A theory of action and state orientation. In J. Kuhl & J. Beckmann (Eds.), *Volition and Personality. Action versus state orientation,* 9–46. Seattle: Hogrefe & Huber Publishers.

Kuhl, J. (1994b). Handlungs- und Lageorientierung. In W. Sarges (Hrsg.), *Managementdiagnostik* (2. Aufl.). Göttingen: Hogrefe.

Kuhl, J. (1995). *Introjektion, Alienation und Grübeln: Von rationalen Motivationsmodelle zu EEG-Korrelaten volitionaler Hemmung.* Unveröffentlichtes Manuskript, Universität Osnabrück.

Kuhl, J. (2001). *Motivation und Persönlichkeit: Interaktionen psychischer Systeme.* Göttingen: Hogrefe.

Kuhl, J. & Beckmann, J. (1994). Alienation: Ignoring one's preferences. In J. Kuhl & J. Beckmann, (Eds.), *Volition and Personality: Action versus state orientation,* 375–390. Göttingen: Hogrefe.

Kuhl, J. & Kaschel, R. (2004). Entfremdung als Krankheitsursache: Selbstregulation von Affekten und integrative Kompetenz. *Psychologische Rundschau, 55*(2), 61–71. https://doi.org/10.1026/0033-3042.55.2.61

Kuhl, J. & Kazén, M. (1994). Self-discrimination and memory: State orientation and false self-ascription of assigned activities. *Journal of Personality and Social Psychology, 66,* 1103–1115. https://doi.org/10.1037/0022-3514.66.6.1103

Kuhl, J. & Kazén, M. (1997). *Das Persönlichkeits-Stil- und Störungs-Inventar (PSSI): Manual.* Göttingen: Hogrefe.

Kuhl, J. & Koole, S. (2005). Wie gesund sind Ziele? Intrinsische Motivation, Affektregulation und das Selbst. In R. Vollmeyer & J. Brunstein (Hrsg.), *Motivationspsychologie und ihre Anwendung,* 109–127. Stuttgart: Kohlhammer.

Langens, T. (2009). Das Motivkonzept: Ein Vergleich zwischen Klärungsorientierter Psychotherapie und allgemeiner Motivationspsychologie. In R. Sachse, J. Fasbender, J. Breil & O. Püschel (Hrsg.), *Grundlagen und Konzepte Klärungsorientierter Psychotherapie,* 117–141. Göttingen: Hogrefe.

Langens, T.A. & Sachse, R. (2014). Emotionspsychologie und Psychotherapie. In R. Sachse & T.A. Langens (Hrsg.), *Emotionen und Affekte in der Psychotherapie,* 15–28. Göttingen: Hogrefe.

Lilienfeld, S.O., Van Valkenburg, C., Larntz, K. & Akiskal, H.S. (1986). The relationship of histrionic personality disorder to antisocial personality and somatization disorders. *American Journal of Psychiatry, 143,* 718–722. https://doi.org/10.1176/ajp.143.6.718

Livesley, W.J. & Jackson, D.N. (1992). Guidelines for developing, evaluating, and revising the classification of personality disorders. *The Journal of Nervous and Mental Disease, 180,* 609–618. https://doi.org/10.1097/00005053-199210000-00001

Livesley, W.J. & Jang, K.L. (2005). Differentiating normal, abnormal, and disordered personality. *European Journal of Personality, 19,* 257–268. https://doi.org/10.1002/per.559

McCann, J.T. (2009). Obsessive-compulsive and negativistic personality disorders. In: P. Blaney & Th. Millon (Eds.), *Oxford textbook of psychopathology,* 671–691. New York, NY, US: Oxford University Press.

McClelland, D.C. (1989). Motivational factors in health and disease. *American Psychologist, 44,* 675–683. https://doi.org/10.1037/0003-066X.44.4.675

McClelland, D.C., Koestner, R. & Weinberger, J. (1989). How do self-attributed and implicit motives differ? *Psychological Review, 96,* 690–702. https://doi.org/10.1037/0033-295X.96.4.690

Michalak, J., Meibert, P. & Heidenreich, T. (2007). Achtsamkeitsbasierte Kognitive Therapie – ein neuer Ansatz zur Rückfallprophylaxe bei Depressionen. In U. Anderssen-Reuster (Hrsg.), *Achtsamkeit in Psychotherapie und Psychosomatik. Haltung und Methode,* 172–184. Stuttgart: Schattauer.

Miller, M.B., Useda, J.D., Trull, T.J., Burr, R.M. & Minks-Brown, C. (2001). Paranoid, schizoid, and schizotypal personality disorders. In P.B. Sutker & H.E. Adams (Eds.), *Comprehensive*

handbook of psychopathology, 535–557. New York, NY, US: Kluwer Academic/Plenum Publishers.
Millon, T. (1994). Personality disorders. In P.T. Costa & T.A. Widiger (Eds.), *Personality disorders and the fire-factor model of personality.* Washington, DC: American Psychological Association.
Millon, T. (1996). *Disorders of Personality. DSM IV and Beyond* (2nd ed.). New York: Wiley.
Millon, T. (2011). *Disorders of personality.* New York: John Wiley & Sons. https://doi.org/10.1002/9781118099254
Millon, T. & Radanov, J. (1995). Passive-aggressive (negativistic) personality disorder. In W.J. Livesley (Ed.), *The DSM-IV personality disorders,* 312–325. New York: Guilford Press.
Nirestean, A., Lukacs, E., Cimpan, D., Taran, L. (2012). Complex case: Schizoid personality disorder – the peculiarities of their interpersonal relationships and existential roles. *Personality and Mental Health, 6*(1), 69–74. https://doi.org/10.1002/pmh.1182
Premack, D. & Woodruff. G. (1978). Does the chimpanzee have a theory of mind? *Behavioral Brain Sciences, 1,* 515–226. https://doi.org/10.1017/S0140525X00076512
Püschel, O. & Sachse, R. (2009). Eine motivationstheoretische Fundierung Klärungsorientierter Psychotherapie. In R. Sachse, J. Fasbender, J. Breil & O. Püschel (Hrsg.), *Grundlagen und Konzepte Klärungsorientierter Psychotherapie,* 89–116.
Ronningstam, E.F. (2000). *Disorders of Narcissism.* Northvale, New Jersey: Jason Aronson Inc.
Ronningstam, E.F. (2005). *Identifying and understand the narcissistic personality.* New York: Oxford University Press.
Ronningstam, E.F. (2010). Narcissistic Personality Disorder: A Current Review. *Current Psychiatry Report, 12,* 68–75. https://doi.org/10.1007/s11920-009-0084-z
Ronningstam, E.F. (2011a). Narcissistic personality disorder in DSM V – in support of retaining a significant diagnosis. *Journal of Personality Disorders, 25*(2), 248–259. https://doi.org/10.1521/pedi.2011.25.2.248
Ronningstam, E.F. (2011b). Narcissistic Personality Disorder: A Clinical Perspective. *Journal of Psychiatric Practive, 17*(2), 89–99. https://doi.org/10.1097/01.pra.0000396060.67150.40
Sachse, R. (1983). Das Ein-Personen-Rollenspiel: Ein integratives Therapieverfahren. *Partnerberatung, 4,* 187–200.
Sachse, R. (1992). Zielorientierte Gesprächspsychotherapie – Eine grundlegende Neukon-zeption. Göttingen: Hogrefe.
Sachse, R. (1995a). *Explizierungsprozesse in Heuristischer und Psychoanalytischer Therapie.* Ein Beitrag zum Projekt „Psychotherapeutische Einzelfall-Prozeßforschung (PEP)". Berichte aus der Arbeitseinheit Klinische Psychologie, Fakultät für Psychologie, Ruhr-Universität Bochum.
Sachse, R. (1995b). Zielorientierte Gesprächspsychotherapie: Effektive psychotherapeutische Strategien bei Klienten und Klientinnen mit psychosomatischen Magen-Darm-Erkrankungen. In J. Eckert (Hrsg.), *Forschung zur Klientenzentrierten Psychotherapie: Aktuelle Ansätze und Ergebnisse,* 27–49. Köln: GwG.
Sachse, R. (1997). *Persönlichkeitsstörungen.* Göttingen: Hogrefe.
Sachse, R. (1999). *Persönlichkeitsstörungen. Psychotherapie dysfunktionaler Interaktionsstile* (2. Aufl.). Göttingen: Hogrefe.
Sachse, R. (2001). *Psychologische Psychotherapie der Persönlichkeitsstörungen.* Göttingen: Hogrefe.
Sachse, R. (2002). *Histrionische und narzisstische Persönlichkeitsstörungen.* Göttingen: Hogrefe.
Sachse, R. (2003). *Klärungsorientierte Psychotherapie.* Göttingen: Hogrefe.
Sachse, R. (2004a). *Persönlichkeitsstörungen. Leitfaden für eine Psychologische Psychotherapie.* Göttingen: Hogrefe.
Sachse, R. (2004b). Histrionische und narzisstische Persönlichkeitsstörungen. In R. Merod (Hrsg.), *Behandlung von Persönlichkeitsstörungen,* 357–404. Tübingen: dgvt.

Sachse, R. (2006a). *Persönlichkeitsstörungen verstehen – Zum Umgang mit schwierigen Klienten.* Bonn: Psychiatrie-Verlag.

Sachse, R. (2006b). *Therapeutische Beziehungsgestaltung.* Göttingen: Hogrefe.

Sachse, R. (2006c). Narzisstische Persönlichkeitsstörungen. *Psychotherapie, 11*(2), 241–246.

Sachse, R. (2007). *Wie manipuliere ich meinen Partner – aber richtig.* Stuttgart: Klett-Cotta.

Sachse, R. (2011). Empathie. In M. Linden & M. Hautzinger (Hrsg.), *Verhaltenstherapiemanual,* 121–126. Berlin: Springer. https://doi.org/10.1007/978-3-642-16197-1_23

Sachse, R. (2013). Das Ein-Personen-Rollenspiel: Ein therapeutisches Rahmenmodell. *Psychotherapie im Dialog, 3,* 43–47.

Sachse, R. (2014a). Schemata und ihre Relevanz für affektive und emotionale Verarbeitung. In R. Sachse & T. A. Langens (Hrsg.), *Emotionen und Affekte in der Psychotherapie,* 56–70. Göttingen: Hogrefe.

Sachse, R. (2014b). Therapeutische Arbeit mit Affekten. In R. Sachse & T. A. Langens (Hrsg.), *Emotionen und Affekte in der Psychotherapie,* 135–137. Göttingen: Hogrefe.

Sachse, R. (2014c). Klärungsorientierte Verhaltenstherapie der dependenten Persönlichkeitsstörung. *Persönlichkeitsstörungen: Theorie und Therapie, 18*(2), 119–128.

Sachse, R. (2014d). Klärungsorientierte Verhaltenstherapie der schizoiden Persönlichkeitsstörung. *Psychotherapie im Dialog, 3,* 56–59. https://doi.org/10.1055/s-0034-1388638

Sachse, R. (2014e). *Manipulation und Selbsttäuschung. Wie gestalte ich mir die Welt so, dass sie mir gefällt: Manipulationen nutzen und abwenden.* Berlin: Springer. https://doi.org/10.1007/978-3-642-54823-9_1

Sachse, R. (2015a). Das Persönlichkeitsstörungs-Rating-System. In R. Sachse, S. Schirm & S. Kiszkenow (Hrsg.), *Klärungsorientierte Psychotherapie in der Praxis,* 29–52. Lengerich: Pabst.

Sachse, R. (2015b). Empathie. In M. Linden & M. Hautzinger (Hrsg.), *Verhaltenstherapie-Manual,* 105–110. Heidelberg: Springer. https://doi.org/10.1007/978-3-642-55210-6_21

Sachse, R. (2015c). Änderungs- und Stabilisierungsmotivation in der Therapie und ihre therapeutische Beeinflussung. In R. Sachse, S. Schirm & S. Kiszkenow-Bäker (Hrsg.), *Klärungsorientierte Psychotherapie in der Praxis,* 111–122. Lengerich: Pabst.

Sachse, R. (2016a). Persönlichkeitsstörungen. In T. Schnell (Hrsg.), *Praxisbuch: Moderne Psychotherapie,* 107–122. Berlin: Springer. https://doi.org/10.1007/978-3-662-50315-7_5

Sachse, R. (2016b). *Therapeutische Beziehungsgestaltung.* Göttingen: Hogrefe. https://doi.org/10.1026/02718-000

Sachse, R. (2016c). *Klärungsprozesse in der Klärungsorientierten Psychotherapie.* Göttingen: Hogrefe. https://doi.org/10.1026/02726-000

Sachse, R. (2016d). *Grundlagen Klärungsorientierter Psychotherapie.* Göttingen: Hogrefe. https://doi.org/10.1026/02789-000

Sachse, R. (2016e). *Selbstverliebt – aber richtig* (9. Aufl.). Stuttgart: Klett-Cotta.

Sachse, R. (2016f). Klärungsorientierte Verhaltenstherapie der histrionischen Persönlichkeitsstörung. *PTT-Persönlichkeitsstörungen: Theorie und Therapie, Hysterie, 20*(3), 213–222.

Sachse, R. (2018a). Emotionen und Affekte: Unterschiede im Psychotherapieprozess. *PiD – Psychotherapie im Dialog,* 46. Stuttgart: Thieme. https://doi.org/10.1055/s-0043-123292

Sachse, R. (2018b). *Histrioniker – Mit Dramatik, Manipulation und Egozentrik zum Erfolg* (2. Aufl.). Stuttgart: Klett-Cotta.

Sachse, R. (2019a). *Persönlichkeitsstile.* Paderborn: Junfermann.

Sachse, R. (2019b). *Personality Disorders.* Göttingen: Hogrefe.

Sachse, R. (2019c). Bei persönlichkeitsgestörten Menschen müssen wir konfrontieren. In U. Britten (Hrsg.), *Herausforderungen der Psychotherapie,* 33–38. Gießen: Psychosozial-Verlag. https://doi.org/10.30820/9783837976137-33

Sachse, R. (2019d). *Persönlichkeitsstörungen* (3. Aufl.). Göttingen: Hogrefe. https://doi.org/10.1026/02906-000

Sachse, R. (2020a). *Selbstregulation und Selbstkontrolle*. Göttingen: Hogrefe. https://doi.org/10.1026/03046-000

Sachse, R. (2020b). *Die Psychologie der Selbsttäuschung*. Heidelberg: Springer. https://doi.org/10.1007/978-3-662-61268-2

Sachse, R., Atrops, A., Wilke, F. & Maus, C. (1992). *Focusing: Ein emotionszentriertes Psychotherapie-Verfahren*. Bern: Huber.

Sachse, R., Breil, J. & Fasbender, J. (2009). Beziehungsmotive und Schemata: Eine Heuristik. In R. Sachse, J. Fasbender, J. Breil & O. Püschel (Hrsg.), *Grundlagen und Konzepte Klärungsorientierter Psychotherapie,* 66–88. Göttingen: Hogrefe.

Sachse, R., Breil, J., Sachse, M. & Fasbender, J. (2013). *Klärungsorientierte Psychotherapie der dependenten Persönlichkeitsstörung*. Göttingen: Hogrefe.

Sachse, R. & Collatz, A. (2012). *Wie ruiniere ich meine Karriere – und zwar systematisch!* Stuttgart: Klett-Cotta.

Sachse, R. & Collatz, A. (2015). *Spaß an der Arbeit trotz Chef. Persönlichkeitsstile verstehen, Kommunikation erfolgreich und gesund gestalten*. Heidelberg: Springer. https://doi.org/10.1007/978-3-662-46751-0

Sachse, R. & Fasbender, J. (2010). Klärungsprozesse in der Psychotherapie. In W. Lutz (Hrsg.), *Lehrbuch Psychotherapie,* 377–392. Bern: Huber.

Sachse, R. & Fasbender, J. (2011). Focusing: Eine Therapietechnik zur Repräsentation affek-tiver Schemata. In R. Sachse, J. Fasbender, J. Breil & M. Sachse (Hrsg.), *Perspektiven Klärungsorientierter Psychotherapie II*, 131–155. Lengerich: Pabst.

Sachse, R. & Fasbender, J. (2013a). Einpersonenrollenspiel. In W. Senf, M. Broda & B. Wilms (Hrsg.), *Techniken der Psychotherapie. Ein Methodenübergreifendes Kompendium,* 83–86. Stuttgart: Thieme.

Sachse, R. & Fasbender, J. (2013b). Interaktionsschwierigkeiten im Therapieprozess bei Klienten mit narzisstischer und histrionischer Persönlichkeitsstörung. In H.W. Hofert & U. Härter (Hrsg.), *Schwierige Patienten,* 203–214. Bern: Huber.

Sachse, R., Fasbender, J. & Breil, J. (2009). Klärungsprozesse: Was soll im Therapieprozess geklärt werden? In R. Sachse, J. Fasbender, J. Breil & O. Püschel (Hrsg.), *Grundlagen und Konzepte Klärungsorientierter Psychotherapie,* 36–65. Göttingen: Hogrefe.

Sachse, R., Fasbender, J., Breil, J. & Sachse, M. (2011). *Perspektiven Klärungsorientierter Psychotherapie II*. Lengerich: Pabst.

Sachse, R., Fasbender, J., Breil, J. & Sachse, M. (2012). *Klärungsorientierte Psychotherapie der histrionischen Persönlichkeitsstörung*. Göttingen: Hogrefe.

Sachse, R., Fasbender, J. & Sachse, M. (2014). *Klärungsorientierte Psychotherapie der selbstunsicheren Persönlichkeitsstörung*. Göttingen: Hogrefe.

Sachse, R. & Kiszkenow-Bäker, S. (2016). Zwanghafte Persönlichkeitsstörung. In T. Schnell (Hrsg.), *Praxisbuch: Moderne Psychotherapie,* 123–137. Berlin: Springer. https://doi.org/10.1007/978-3-662-50315-7_6

Sachse, R., Kiszkenow-Bäker, S. & Schirm, S. (2015). *Klärungsorientierte Psychotherapie der zwanghaften Persönlichkeitsstörung*. Göttingen: Hogrefe. https://doi.org/10.1026/02713-000

Sachse, R. & Langens, T.A. (2014a). *Emotionen und Affekte in der Psychotherapie*. Göttingen: Hogrefe.

Sachse, R. & Langens, T.A. (2014b). Emotionspsychologie und Psychotherapie. In R. Sachse & T.A. Langens (Hrsg.), *Emotionen und Affekte in der Psychotherapie,* 15–29. Göttingen: Hogrefe.

Sachse, R. & Langens, T.A. (2014c). Implikationsstrukturen von Emotionen. In R. Sachse & T.A. Langens (Hrsg.), *Emotionen und Affekte in der Psychotherapie,* 47–55. Göttingen: Hogrefe.

Sachse, R. & Langens, T.A. (2015). Motivierung von Klienten im Therapieprozess: Herstellung und Steigerung von Änderungsmotivation. In R. Sachse, S. Schirm & S. Kiszkenow-Bäker (Hrsg.), *Klärungsorientierte Psychotherapie in der Praxis,* 97–110. Lengerich: Pabst.

Sachse, R., Langens, T.A. & Sachse, M. (2012). *Klienten motivieren – Therapeutische Strategien zur Stärkung der Änderungsbereitschaft.* Bonn: Psychiatrie-Verlag.

Sachse, R., Langens, T.A. & Sachse, M. (2018). *Klienten motivieren* (2. Aufl.). Köln: Psychiatrie-Verlag.

Sachse, R., Püschel, O., Fasbender, J. & Breil, J. (2008). *Klärungsorientierte Schema-Bearbeitung.* Göttingen: Hogrefe.

Sachse, R. & Sachse, M. (2010). *Klärungsorientierte Psychotherapie bei Persönlichkeitsstörungen.* Göttingen: Hogrefe.

Sachse, R. & Sachse, M. (2016). Zur Klärungsorientierten Psychotherapie der dependenten Persönlichkeitsstörung. In R. Sachse & M. Sachse (Hrsg.), *Klärungsprozesse in der Praxis II,* 241–251. Lengerich: Pabst.

Sachse, R. & Sachse, M. (2017). *Klärungsorientierte Psychotherapie der schizoiden, passiv-aggressiven und paranoiden Persönlichkeitsstörung.* Göttingen: Hogrefe.

Sachse, R., Sachse, M. & Fasbender, J. (2010). *Klärungsorientierte Psychotherapie von Persönlichkeitsstörungen.* Göttingen: Hogrefe.

Sachse, R., Sachse, M. & Fasbender, J. (2011). *Klärungsorientierte Psychotherapie der narzisstischen Persönlichkeitsstörung.* Göttingen: Hogrefe.

Sack, M. & Gromes, B. (2013). Ressourcenorientierte Behandlungsstrategien in der Traumatherapie. *Psychotherapie im Dialog, 40*(1), 30–35. https://doi.org/10.1055/s-0033-1337093

Schultheiss, O.C. & Brunstein, J.C. (1999). Goal Imagery: Bridging the Gap between Implicit Motives and Explicit Goals. *Journal of Personality, 67*(1), 1–38. https://doi.org/10.1111/1467-6494.00046

Schultheiss, O.C. & Brunstein, J.C. (2001). Assessment of implicit motives with a research version of the TAT: Picture profiles, gender differences and relations to other personality measures. *Journal of Personality Assessment, 77*(1), 71–86. https://doi.org/10.1207/S15327752JPA7701_05

Segal, Z.V., Williams, J.M.G. & Teasdale, J.D. (2002). *Mindfulness-based cognitive therapy for depression: a new approach to preventing relapse.* New York: Guilford Press.

Shapiro, S.L., Schwartz, G.E. & Bonner, G. (1998). Effects of Mindfulness-Based Stress Reduction on Medical and Premedical Students. *Journal of Behavioral Medicine, 21*(6), 581–599. https://doi.org/10.1023/A:1018700829825

Slavney, P.R. (1978). The diagnosis of hysterical personality disorder: A study of attitudes. *Comprehensive Psychiatry, 19,* 501–507. https://doi.org/10.1016/0010-440X(78)90081-0

Slavney, P.R., Breitner, J.C.S. & Rabins, P.V. (1977). Variability of mood and hysterical traits in normal women. *Journal of Psychiatric Research, 13,* 155–160. https://doi.org/10.1016/0022-3956(77)90004-8

Slavney, P.R. & Rich, G. (1980). Variability of mood and the diagnosis of hysterical personality disorder. *British Journal of Psychiatry, 136,* 402–404. https://doi.org/10.1192/bjp.136.4.402

Stone, M.H. (1993). *Abnormalities of Personality.* New York: Norton.

Süllwold, F. (1990). Zur Struktur der hypochondrischen und der hysteroiden Persönlichkeit. *Zeitschrift für experimentelle und angewandte Psychologie, 37*(4), 642–659.

Tedeschi, J.T., Lindskold, S. & Rosenfeld, P. (1985). *Introduction to social psychology.* St. Paul, MN: West Publishing Company.

Tedeschi, J.T. & Norman, N. (1985). Social power, self-presentation, and the self. In B.R. Schlenker (Ed.), *The self and social life,* 293–322. New York: McGraw-Hill.

Tedeschi, J. T. & Riess, M. (1981). Identities, the phenomenal self, and laboratory research. In J. T. Tedeschi (Ed.), *Impression management theory and social psychological research,* 3–22. New York: Academic Press. https://doi.org/10.1016/B978-0-12-685180-9.50006-3

Tedeschi, J. T., Schlenker, B. R. & Bonoma, T. V. (1973). *Conflict, power and games: The experimental study of interpersonal relations.* Chicago: Aldine.

Willutzki, U. (2003). Ressourcenorientierung in der Psychotherapie – was heißt das und wie kann es aussehen? In H. Schemmel & J. Schallter (Hrsg.), *Ressourcen. Ein Hand- und Lesebuch für die therapeutische Praxis,* 91–110. Tübingen: dgvt.

Willutzki, U., Neumann, B., Haas, H., Koban, C. & Schulte, D. (2004). Psychotherapie sozialer Ängste: Kognitive Verhaltenstherapie im Vergleich zu einem kombiniert ressourcenorientierten Vorgehen. *Zeitschrift für Klinische Psychologie und Psychotherapie, 33,* 42–50. https://doi.org/10.1026/0084-5345.33.1.42

Wurll, P. (2007). Achtsamkeit als therapeutische Grundhaltung. In U. Anderssen-Reuster (Hrsg.), *Achtsamkeit in Psychotherapie und Psychosomatik. Haltung und Methode,* 69–77. Stuttgart: Schattauer.

Endnoten

1 vgl. Sachse, 1999, 2001, 2003, 2004b, 2006a, 2016a, 2019a, 2019b, 2019c, 2019d; Sachse, Sachse & Fasbender, 2010
2 Consbruch et al., 2013; Flückiger, 2015; Flückiger et al., 2008, 2009; Flückiger & Grosse-Holtforth, 2008a, 2008b; Flückiger & Kosfelder, 2010; Flückiger & Regli, 2007; Flückiger & Studer, 2009; Flückiger & Wüsten, 2008; Gassmann & Grawe, 2006; Grawe, 1998; Grawe & Grawe-Gerber, 1999; Haug et al., 2009; Sack & Gromes, 2013; Willutzki, 2003; Willutzki et al., 2004
3 Brunstein, 1993, 1995, 2001, 2006; Brunstein et al., 1995; Brunstein & Maier, 2002; Deci, 1975, 1980; Deci & Ryan, 1980a, 1980b, 1982, 2000
4 vgl. Breil & Sachse, 2009; Fasbender & Sachse, 2018; Sachse, 1983, 2013, 2014a, 2015c; Sachse, Breil & Fasbender, 2009; Sachse & Fasbender, 2013a; Sachse, Fasbender, Breil & Sachse, 2011; Sachse, Püschel, Fasbender & Breil, 2008
5 vgl. Millon, 1994, 1996, 2011; Sachse, 1999, 2001, 2004a, 2006a, 2015a, 2016a, 2019a, 2019b
6 vgl. Brunstein, 1993, 2006, 2010; Brunstein et al., 1995, 1996, 1998, 2007, 2008; Brunstein & Maier, 1996, 2002, 2005; Brunstein, Schultheiss & Maier, 1999; Kuhl & Kaschel, 2004
7 Millon, 1996, 2011; Ronningstam, 2000, 2005, 2010, 2011a, 2011b; Sachse, 2002, 2004b, 2006c, 2016e, 2016f; Sachse & Fasbender, 2013a; Sachse, Sachse & Fasbender, 2011

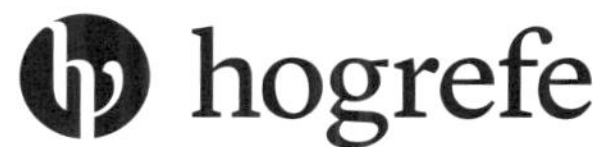

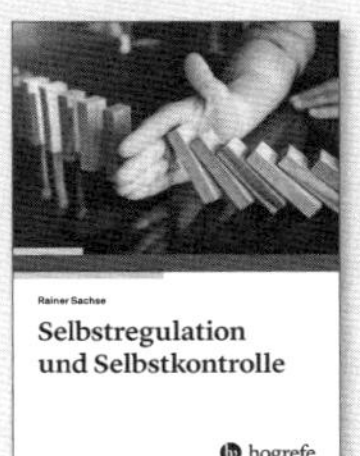

Rainer Sachse
Selbstregulation und Selbstkontrolle

2020, VIII/108 Seiten,
€ 19,95 (DE) / € 20,60 (AT) / CHF 26.90
ISBN 978-3-8017-3046-8
Auch als eBook erhältlich

Erörtert werden die psychologischen Aspekte einer funktionalen Selbstregulation, also von Prozessen, die zwischen den Anforderungen des Kontextes einerseits und den Ansprüchen des eigenen Motiv-Systems vermitteln.

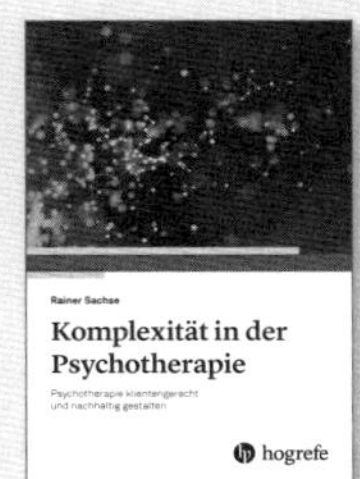

Rainer Sachse
Komplexität in der Psychotherapie
Psychotherapie klientengerecht und nachhaltig gestalten

2022, 298 Seiten,
€ 32,95 (DE) / € 33,90 (AT) / CHF 45.50
ISBN 978-3-8017-3127-4
Auch als eBook erhältlich

Rainer Sachse diskutiert Ansätze aus Wissenschafts-, Chaos- und Systemtheorie und integriert wichtige Forschungsergebnisse, um daraus konstruktive Vorschläge abzuleiten, wie Psychotherapie nachhaltiger wirken kann.

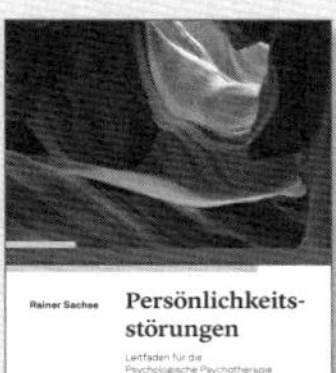

Rainer Sachse
Persönlichkeitsstörungen
Leitfaden für die Psychologische Psychotherapie

3., akt. und erw. Aufl. 2019, XI/362 Seiten,
€ 34,95 (DE) / € 36,00 (AT) / CHF 45.50
ISBN 978-3-8017-2906-6
Auch als eBook erhältlich

In diesem praxisorientierten Leitfaden für die Behandlung von Persönlichkeitsstörungen wird insbesondere auf die Bearbeitung spezifischer Interaktionsprobleme wie Tests, Vermeidungsverhalten und interaktionelle Spiele eingegangen.

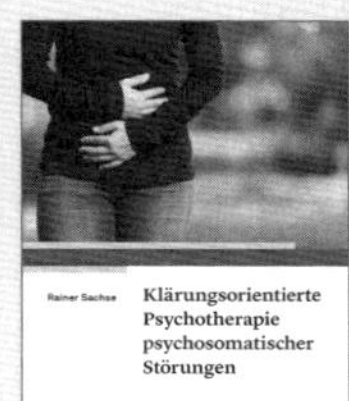

Rainer Sachse
Klärungsorientierte Psychotherapie psychosomatischer Störungen

2018, 168 Seiten,
€ 26,95 (DE) / € 27,80 (AT) / CHF 35.90
ISBN 978-3-8017-2918-9
Auch als eBook erhältlich

In diesem Band werden Strategien der Klärungsorientierten Psychotherapie dargestellt, mit deren Hilfe typische dysfunktionale Verarbeitungsstrukturen von Klienten mit psychosomatischen Störungen effektiv bearbeitet werden können.

www.hogrefe.com

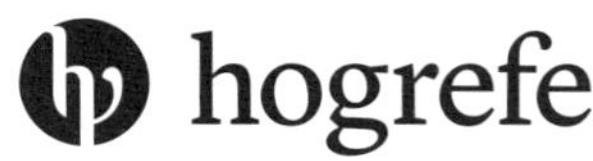